LA PRATIQUE JOURNALIÈRE

DE LA CHIRURGIE

DANS LES HOPITAUX DE PARIS

AIDE-MÉMOIRE ET FORMULAIRE

DE THÉRAPEUTIQUE APPLIQUÉE

PAR

Le Professeur PAUL LEFERT

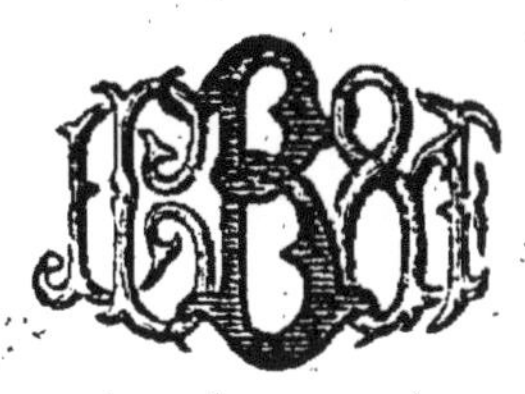

PARIS

LIBRAIRIE J.-B. BAILLIÈRE et FILS

Rue Hautefeuille, 19, près du boulevard Saint-Germain.

—

1894

MANUEL DU DOCTORAT EN MÉDECINE
Par le Professeur Paul LEFERT
Collection nouvelle, 21 volumes in-18, cartonnés
Prix de chaque volume : 3 fr.

1er Examen.

Aide-mémoire **de physique médicale**. 1 vol. in-18, 288 pages, cart.................................. 3 fr.
Aide-mémoire **de chimie médicale**. 1 vol. in-18, 288 pages, cart.................................. 3 fr.
Aide-mémoire **d'histoire naturelle médicale**, contenant le Droguier de la Faculté de médecine, 1 vol. in-18, 288 pages, cart.................................. 3 fr.

2e Examen.

Aide-mémoire **d'anatomie à l'amphithéâtre**, dissection et technique microscopique, arthrologie, myologie, angéiologie, névrologie, et découvertes anatomiques, 1 vol. in-18, 288 pages, cart.................. 3 fr.
Aide-mémoire **d'histologie**, **d'anatomie** (ostéologie, splanchnologie et organes des sens) et **d'embryologie**. 1 vol. in-18, 276 pages, cart.................. 3 fr.
Aide-mémoire **de physiologie**. 1 vol. in-18, 280 pages, cart.................................. 3 fr.

3e Examen.

Aide-mémoire **de pathologie générale et de bactériologie**. 1 vol. in-18, 288 pages, cart............ 3 fr.
Aide-mémoire **de pathologie interne**. 1 vol. in-18, 296 pages, cart.................................. 3 fr.
Aide-mémoire **de pathologie externe**. 1 vol. in-18, 312 pages, cart.................................. 3 fr.
Aide-mémoire **de chirurgie des régions**, tome I (*Tête, Rachis, Cou, Poitrine, Abdomen*). 1 vol. in-18, cart. 3 fr.
Tome II (*Organes génito-urinaires et Membres*). 1 vol. in-18, cart.................................. 3 fr.
Aide-mémoire **de médecine opératoire**. 1 vol. in-18, cart.................................. 3 fr.
Aide-mémoire **d'anatomie topographique**. 1 vol. in-18, 298 pages, cart.................................. 3 fr.

4e Examen.

Aide-mémoire **de thérapeutique**. 1 vol. in-18, 276 pages cart.................................. 3 fr.

Aide-mémoire de pharmacologie et de matière médicale. 1 vol. in-18, 276 pages, cart.............. 3 fr.
Aide-mémoire d'hygiène et de médecine légale. 3e *édition*, 1893, comprenant la loi du 30 nov. 1892 sur l'exercice de la médecine et la loi du 2 nov. 1892 sur le travail dans l'industrie. 1 vol. in-18, 272 p., cart. 3 fr.

5e Examen.

Aide-mémoire d'anatomie pathologique, d'histologie pathologique et de technique des autopsies. 1 vol. in-18, 280 pages, cart...................... 3 fr.
Aide-mémoire de clinique médicale et de diagnostic. 1 vol. in-18, 304 pages, cart................. 3 fr.
Aide-mémoire de clinique chirurgicale, diagnostic, thérapeutique générale et petite chirurgie. 1 vol. in-18, cart............................. 3 fr.
Aide-mémoire d'accouchements. 1 vol. in-18, cart. 3 fr.

Concours de l'Externat des hôpitaux.

Aide-mémoire de médecine hospitalière, *anatomie, pathologie et petite chirurgie*, pour la préparation du concours de l'Externat. 1 vol. in-18, 300 p., cart. 3 fr.

MANUEL DU MÉDECIN PRATICIEN
Par le Professeur Paul LEFERT

La pratique journalière des hôpitaux de Paris. 2e *édition*, 1892. 1 vol. in-18, 350 pages, cart........ 3 fr.
La pratique journalière de la chirurgie dans les hôpitaux de Paris. 1894, 1 vol. in-18, cart........... 3 fr.
La pratique gynécologique et obstétricale des hôpitaux de Paris. 1893, 1 vol. in-18, 308 pages, cart.... 3 fr.
La pratique dermatologique et syphiligraphique des hôpitaux de Paris. 1893, 1 vol. in-18, cart..... 3 fr.
La pratique des maladies des enfants dans les hôpitaux de Paris. 1894, 1 vol. in-18, 300 pages, cart. ... 3 fr.
La pratique des maladies du système nerveux dans les hôpitaux de Paris. 1894, 1 vol. in-18, cart. ... 3 fr.
La pratique des maladies de l'estomac et de l'appareil digestif dans les hôpitaux de Paris. 1894, 1 vol. in-18, cart............................... 3 fr.
La pratique des maladies du cœur et de l'appareil circulatoire dans les hôpitaux de Paris. 1894, 1 vol. in-18, cart............................... 3 fr.
La pratique des maladies des poumons et de l'appareil respiratoire dans les hôpitaux de Paris. 1894, 1 vol. in-18, cart............................. 3 fr.

LA PRATIQUE JOURNALIÈRE

DE LA CHIRURGIE

DANS LES HOPITAUX DE PARIS

Nouveaux éléments de pathologie et de clinique chirurgicales, par F. Gross, professeur de clinique chirurgicale à la faculté de médecine de Nancy, J. Rommer et A. Vautrin, professeurs agrégés. 1893, 3 vol. in-8, de chacun 800 pages. 36 fr.

Précis de thérapeutique chirurgicale et de petite chirurgie, asepsie, antisepsie, pansements et bandages, par le Dr P. Decaye. 1893, 1 vol. in-18 jésus, 628 pages, cartonné. . . . . 8 fr.

Précis d'opérations de chirurgie, par le Dr J. Chauvel, membre de l'Académie de médecine. 3e *édition*, augmentée de *Notions sur l'antisepsie chirurgicale*. 1891, 1 vol. in-18 jésus, 818 pages, 350 figures, cart .. 9 fr.

Éléments de chirurgie clinique, comprenant le diagnostic chirurgical, les opérations en général, les méthodes opératoires, l'hygiène, le traitement des blessés et des opérés, par Félix Guyon, professeur à la Faculté de médecine de Paris. 1 vol. in-8 de xxxviii-672 pages, avec fig . . . . 12 fr.

Précis de médecine opératoire, Aide-mémoire de l'élève et du praticien, par le Dr Ed. le Bec, prosecteur de l'amphithéâtre des hôpitaux de Paris. 1 vol. in-18 jésus, 460 pages, 410 figures en regard du texte. . . . . 6 fr.

Chirurgie orthopédique, thérapeutique des difformités congénitales ou acquises, par L.-A. de Saint-Germain, chirurgien de l'hôpital des Enfants. 1 vol. in-8 de viii-652 pages, avec 129 fig. . . . . 9 fr.

Clinique chirurgicale, par U. Trélat, professeur à la Faculté de médecine de Paris. 1891, 2 vol. gr. in-8 de 800 pages, avec fig. . . . . 30 fr.

Encyclopédie internationale de chirurgie. Ouvrage complet. 7 vol. gr. in-8, avec 3,000 fig. . . . . 122 fr. 50

Prix de chaque volume : 17 fr. 50

La chirurgie journalière. Leçons de clinique chirurgicale, par le Dr Armand Després, chirurgien de l'hôpital de la Charité. 3e *édition*, 1 vol. gr. in-8, 804 pages, avec 45 fig . . . . 5 fr.

Précis de petite chirurgie et de chirurgie d'urgence, par le Dr A. Bergeron, chef de clinique chirurgicale à la Faculté de Paris. 1 vol. in-18 jésus , avec 374 fig. 5 fr.

Traité des maladies des yeux, par le Dr X. Galezowski, professeur d'ophtalmologie à l'Ecole pratique de la Faculté de médecine de Paris. 3e *édition*, 1 vol. in-8 de 1030 pages, avec 483 fig. . . . . 20 fr.

Traité pratique des fractures et luxations, par Fr.-H. Hamilton. 1 vol. gr. in-8 de xvi-1292 pages, avec 514 fig. . . . . 24 fr.

LA PRATIQUE JOURNALIÈRE

DE LA CHIRURGIE

DANS LES HOPITAUX DE PARIS

AIDE-MÉMOIRE ET FORMULAIRE

DE THÉRAPEUTIQUE APPLIQUÉE

PAR

Le Professeur PAUL LEFERT

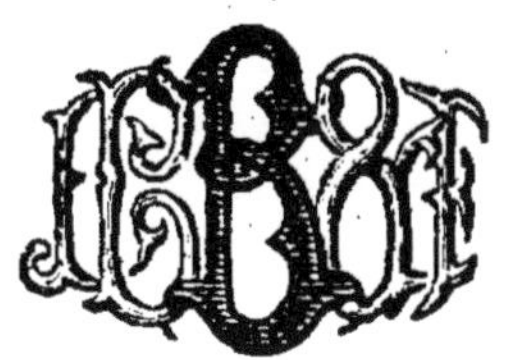

PARIS

LIBRAIRIE J.-B. BAILLIÈRE et FILS

Rue Hautefeuille, 19, près du boulevard Saint-Germain.

1894

Tous droits réservés.

PRÉFACE

Nous avons pensé qu'il y avait utilité à présenter la *pratique* des chirurgiens des hôpitaux de Paris : Paul BERGER, BOUILLY, Lucas CHAMPIONNIÈRE, Arm. DESPRÉS, DUPLAY, Félix GUYON, KIRMISSON, Léon LABBÉ, LANNELONGUE, LE DENTU, MONOD, PANAS, PÉAN, PEYROT, POZZI, QUENU, P. RECLUS, RICARD, SCHWARTZ, Paul SEGOND, TERRIER, TILLAUX, TUFFIER, VERNEUIL, etc.

On trouvera, traitées dans ce livre, les questions qui s'offrent chaque jour à l'observation de tout chirurgien : *Anthrax, Antisepsie, Appendicite, Cholécystotomie, Cystite, Empyème, Fractures, Gastrostomie, Hernies, Laparotomie, Litholapaxie, Luxations, Néphrectomie, Néphrorrhaphie, Occlusion intestinale, Ostéomyélite, Péritonite, Reins flottants, Sutures par fils de soie ou de catgut, Tétanos, Trépanation, Tuberculose chirurgicale, Tumeurs, Urétrotomie, Varices,* etc.

Cet ouvrage, dû à la collaboration de 60 chirurgiens des hôpitaux de Paris, renferme plus de quatre cents consultations sur les cas les plus nouveaux et les plus variés.

Il permet au médecin instruit de se rappeler ce qu'il a vu, alors qu'étudiant, il suivait les services hospitaliers de Paris ; il permet à celui qui depuis longtemps s'est relégué dans la pratique, de se tenir au courant des nouvelles méthodes de traitement.

Le praticien est toujours certain, quel que soit son choix, de s'appuyer sur les conseils d'un confrère dont le nom fait autorité.

Sans doute, au lit du malade, l'état particulier de ce dernier a au moins autant de poids que le genre de maladie dont il est atteint; il n'en reste pas moins que chaque médecin a pour chaque maladie un ensemble de moyens formant un arsenal, dans lequel il puise incessamment, sauf à choisir l'agent qui s'adapte le mieux à la constitution propre du patient.

Pour faciliter les recherches et pour rendre par cela même le livre plus utile, nous l'avons complété par deux tables alphabétiques, l'une par noms d'auteurs, l'autre par ordre de matières. De telle sorte que l'on peut à la fois avoir l'opinion de tel ou tel professeur sur les diverses questions qui sont à l'ordre du jour et en même temps passer en revue l'opinion des divers chefs de service sur un sujet déterminé.

Nous remercions ceux de nos savants maîtres qui ont bien voulu nous donner quelques notes inédites; elles ne pourront qu'augmenter l'intérêt de notre travail.

Paris, le 25 octobre 1893.

P. L.

LA PRATIQUE JOURNALIÈRE
DE LA CHIRURGIE
DANS LES HOPITAUX DE PARIS

ABCÈS.

Tillaux.

Abcès de la rate. — Faire une ponction exploratrice.

Si les téguments sont rouges et s'il y a de l'œdème (adhérences péritonéales), inciser sans crainte.

S'il n'y a pas d'œdème, ponctionner avec une grosse canule, la laisser en place pendant vingt-quatre heures et la remplacer ensuite par une sonde en gomme.

Abcès intra-mastoïdiens. — Raser la région et la rendre aseptique, faire dans toute la hauteur de l'apophyse mastoïde, à 1 centimètre de l'attache de l'oreille, une incision verticale. Décoller le périoste avec une rugine. Mettre l'os à nu, puis, avec un ciseau et un marteau, enlever la couche compacte et pénétrer dans la substance spongieuse. Pour éviter le sinus latéral, porter les instruments obliquement en haut ou en bas, parallèlement à la surface du crâne.

Le foyer évacué et lavé, mettre un drain dans l'excavation de l'os et suturer la plaie.

P. Reclus.

Abcès des os. — Chercher le point le plus saillant

de l'hypérostose, puis appliquer la bande d'Esmarch, inciser la peau, le tissu cellulaire et le périoste et appliquer sur l'os dénudé une couronne de trépan.

Quand la cavité est ouverte, évider ses parois avec la curette tranchante.

Abcès à l'anus. — Traiter les abcès comme des fistules. Après les avoir ouverts, introduire une sonde cannelée, jusqu'au point le plus élevé du décollement, perforer la muqueuse rectale et, faisant sortir la sonde par l'anus, inciser complètement toute la partie qui se se trouve recouverte par la sonde.

Puisqu'il doit nécessairement se produire une fistule, il est rationnel de traiter tout de suite cette fistule, au lieu de laisser le malade l'attendre pendant trois ou quatre semaines, après l'ouverture de son abcès.

Peyrot.

Abcès de la fosse iliaque. — Au début : vésicatoires, sangsues, cataplasmes, laxatifs.

Quand le pus est formé, pour ouvrir le foyer, faire, à un travers de doigt au-dessus de l'arcade crurale, une incision parallèle à la moitié externe de cette arcade. Explorer le foyer avec le doigt. Faire le drainage.

Abcès phlegmoneux simples et abcès de la fosse ischio-rectale. — S'ils ne communiquent pas avec le rectum, faire une incision simple dirigée de la périphérie vers l'anus, vider le foyer, le laver à l'eau phéniquée forte ou avec une solution de chlorure de zinc. Faire le tamponnement avec la gaze iodoformée.

Si les phlegmons se sont ouverts dans le rectum ou s'ils sont sur le point de s'y ouvrir, faire avec le thermocautère une incision entamant largement l'anus.

Phlegmons profonds. — Inciser largement les téguments ou faire plusieurs incisions. Désinfecter le foyer.

Debove.

Abcès gazeux sous-diaphragmatiques. — Faire avec une seringue de Pravaz une ponction exploratrice, qui donne issue aux gaz fétides et au pus.

Faire ensuite une ponction évacuatrice avec un aspirateur de Potain, puis une incision de 6 centimètres, qui donne issue à une nouvelle quantité de pus.

Placer un drain et laver l'abcès avec l'eau boriquée.

Monod.

Abcès du foie. — Le curettage des abcès du foie est une opération dangereuse. Il suffit souvent d'ouvrir largement l'abcès, d'évacuer le pus, de faire des lavages avec des solutions antiseptiques et de drainer la poche.

Abcès chauds. — Avant d'ouvrir un abcès, quelqu'il soit, se soumettre aux précautions qui sont l'accompagnement de toute opération antiseptique, laver avec soin la région à l'eau phéniquée forte :

Acide phénique cristallisé. . . . . . .   50 gr.
Glycérine. 50 à 75 —
Eau . . . .   1000 —

Lucas-Championnière.

Plonger le bistouri dans l'eau phéniquée. Inciser le plus tôt possible et largement ; faire l'incision aussi longue que possible, si le malade est endormi.

Si l'abcès est volumineux et profond ou mal circonscrit, se donner le jour nécessaire ; on obtient dans ce cas de très belles réunions immédiates.

Vider exactement et complètement le foyer par pressions douces et continues et s'assurer des diverticules qu'il présente.

Faire dans la cavité une injection antiseptique forte, peu abondante. Comme liquide antiseptique, employer la solution phéniquée forte ; si on redoute l'intoxication par absorption de l'antiseptique, une solution de chlorure de zinc à 1/12ᵉ pour les petites surfaces ou à 1/100ᵉ pour les grandes.

Opérer cette injection en plusieurs fois, et faire voyager le liquide par quelques pressions, pour établir son contact avec toute la surface malade. Faire ressortir complètement le liquide et ne le renouveler que dans des cas spéciaux.

Suturer les lèvres de l'incision et chercher, par une compression méthodique, l'accollement des parois.

Disposer dans l'orifice un bout de tube de caoutchouc, facile à extraire à l'aide d'un fil, et couvrir le tout d'un épais gâteau de charpie, imprégné de la solution suivante :

Acide phénique cristallisé......	25 gr.
Glycérine....................	25 —
Eau......................	1000 —

Le pansement, large et bien clos, est couvert à son tour d'une feuille de taffetas gommé, convenablement fixée.

Pour éviter les chances de nouvelle infection, déplacer rarement le pansement, et seulement lorsque l'abondance de l'écoulement séreux aura nécessité son remplacement.

Retirer alors le tube pour le laver et le raccourcir, puis le recouvrir d'un autre gâteau de charpie, imprégné d'eau phéniquée faible.

Grâce à ce mode de pansement, la suppuration est

moindre, la rougeur de la plaie insignifiante, et la cicatrice moins apparente. Il est particulièrement applicable aux *abcès du sein*.

Abcès profonds. — Si les abcès sont difficilement accessibles à la vue et au toucher, comme les *abcès néphrétiques*, pour être sûr de faire revenir la totalité du liquide, nettoyer la poche à l'aide d'une éponge montée, modérément imbibée avec le liquide antiseptique.

ABCÈS FROIDS.

Verneuil.

Abcès froids. — I. TRAITEMENT CHIRURGICAL. — La poche doit être évacuée de la matière puriforme qu'elle contient ; l'appareil aspirateur de Dieulafoy et de Potain y suffit.

Lorsque la cavité est vide, on y fait pénétrer une quantité variable d'éther iodoformé, proportionnée à la capacité de l'abcès.

Si la poche est volumineuse, comme dans les abcès par congestion situés à la racine de la cuisse, prescrire :

Iodoforme .... 5 gr.
Éther sulfurique .... 100 —

Injecter dans la cavité de l'abcès de 20 à 100 grammes au maximum.

Si la poche est petite, employer la solution à 10 pour 100 ; injecter seulement quelques grammes de la solution.

Avec cette solution, il ne se produira ni vomissements, ni aucun autre trouble.

Parfois cependant, dans les abcès de la fosse iliaque, a voit des douleurs suivre l'injection. Elles sont causées par l'action directe de l'éther iodoformé sur le nerf crural à nu dans la collection purulente.

On n'a jamais signalé d'intoxication grave, et très souvent la guérison survient après une, deux ou trois injections.

II. Traitement médical. — Lui seul peut donner des succès durables. L'abcès n'est qu'une manifestation d'une diathèse qu'il faut atteindre sous peine de voir de nouveaux accidents apparaître. Une bonne hygiène, un bon climat, les bains salés, la mer, Salins, Salies-de-Béarn, l'exercice au grand air, les frictions sèches, l'iodure de potassium, le fer, le quinquina et tous les amers, l'huile de foie de morue à haute dose ; il faut sans relâche et longuement recourir à tous ces moyens.

Bouchard.

Évacuer le pus et injecter lentement une solution antiseptique de naphtol.

Le naphtol est inoffensif, très antiseptique, mais peu soluble : il n'est soluble dans l'eau et l'alcool qu'à la dose de 1 gramme dans 1 litre d'eau additionnée d'alcool.

Pour les injections de naphtol, se servir de la solution forte dont voici la formule :

Naphtol β..................	5 à 15 gr.
Alcool à 90°..............	1 litre.
Eau distillée bouillante......	10 —

Filtrer à chaud.

Au moment de faire l'injection, plonger le flacon dans un bain-marie. En même temps, faire baigner la seringue à injections dans une solution antiseptique chaude, pour empêcher la précipitation du naphtol qui boucherait l'aiguille ou la canule du trocart.

ADÉNITE.

Verneuil.

Adénite tuberculeuse. — Injections interstitielles d'éther iodoformé.

Tillaux.

Adénite crurale. — Faire l'incision, parallèlement à l'axe de la cuisse.

Adénite inguinale. — Ne pas faire l'incision parallèlement à l'arcade crurale. Ponctionner la tumeur avec le bistouri, perpendiculairement au pli de l'aine. Donner à la ponction 1 centimètre au plus de longueur.

Adénite tuberculeuse. — Ouvrir le foyer. Faire le grattage avec la curette. Panser à l'iodoforme.

Marchand.

Adénites tuberculeuses. — Toutes les injections interstitielles peuvent aboutir aux mêmes résultats et il est difficile de dire à quelle substance médicamenteuse on doit accorder la préférence. Ces injections doivent s'appliquer surtout au traitement des adénites pendant la première période de leur évolution, c'est-à-dire avant leur ramollissement. Mais, même à cette période, préférer aux injections l'extirpation, tant qu'on n'a pas à tenir compte de considérations morphologiques.

D'une façon générale, l'extirpation des ganglions se fait facilement, tant qu'il n'y a pas de péri-adénite, auquel cas on se heurte à certaines difficultés dont on vient cependant à bout; on ne blesse jamais de gros vaisseaux et quelquefois seulement on est obligé de laisser une ou deux pinces à demeure.

La réunion par première intention se fait ordinairement aussi bien que s'il s'agissait de tissus sains, et les cicatrices sont généralement assez régulières.

Les masses suppurantes les plus volumineuses peuvent même être enlevées en totalité.

Schwartz.

Adénites inguinales franches. — Les adénites inguinales non spécifiques se présentent sous trois formes : l'*aiguë*, la *subaiguë*, la *chronique*.

Dans les deux premières variétés, si l'on n'intervient pas, il peut survenir une série d'abcès successifs avec des ouvertures irrégulières, des trajets fistuleux qui suppurent très longtemps.

La forme chronique d'emblée n'est pas à l'abri de poussées inflammatoires, qui peuvent avoir la même issue.

Dans tous ces cas, essayer d'abord d'obtenir la résolution avec des révulsifs, tels que pointes de feu, badigeonnages de teinture d'iode combinés avec une compression ouatée et le traitement antiseptique de la lésion causale.

Dès qu'il y a du pus, ouvrir largement, curetter, et désinfecter soigneusement le fond de la plaie.

Si l'abcès n'est pas guéri après huit jours, s'il y a de l'induration tout autour, s'il y a de nouveaux ganglions engagés, enlever toute la masse ganglionnaire, opérer comme pour des ganglions tuberculeux, et, quand on est certain de l'asepsie, faire la réunion par première intention.

En somme, rejeter les injections interstitielles d'éther iodoformé, de naphtol, de teinture d'iode, conseiller l'ablation des masses ganglionnaires. C'est un moyen de gagner du temps, et de débarrasser sûrement le malade.

ANESTHÉSIE.

Paul Berger.

Anesthésie chloroformique. — Supprimer les inhalations, dès que le réflexe palpébral est aboli, c'est-à-dire dès que l'attouchement léger de la cornée ou de la conjonctive avec le doigt ne fait plus naître de contraction des paupières.

Reprendre les inhalations avec précaution, dès que ce contact détermine de nouveau les contractions de l'orbiculaire, notamment à la paupière inférieure.

P. Reclus.

Anesthésie locale. — Pratiquer des injections intra-dermiques de cocaïne à la dose de 6 à 10 centigrammes. Ces doses suffisent pour les opérations courantes et ne produisent pas d'accident.

TECHNIQUE. — Pousser l'injection, non pas profondément dans le tissu cellulaire sous-cutané, mais dans l'épaisseur du derme. Pousser le piston de la seringue à mesure que l'aiguille pénètre, afin de ne pas être exposé à faire une injection intra-veineuse.

Debove.

Anesthésie locale. — Se servir du chlorure de méthyle comme liquide anesthésique local, dans les petites opérations :

Prendre un tampon de ouate hydrophile, qu'on imprègne de chlorure de méthyle au moyen du jet s'échappant du récipient qui le contient; entourer le tampon de baudruche, surtout quand on opère sur les muqueuses, afin d'éviter l'adhérence du coton.

Quand le tampon est ainsi préparé, s'en servir pour badigeonner la partie à insensibiliser; cette opération s'appelle *stypage*.

On peut varier les effets des pulvérisations de chlorure de méthyle, en enduisant préalablement la peau de glycérine. La douleur produite par le froid est alors retardée, mais elle est plus vive et l'action du médicament est plus durable; de plus, cette action peut être modérée, en enlevant avec un linge l'excès de chlorure de méthyle projeté; on évite ainsi les escarres.

ANÉVRISMES.

Verneuil.

Anévrismes de la crosse de l'aorte. — La méthode de Moore a été employée chez trente-quatre malades et sur ce nombre, trente sont morts du fait même de leur opération, les quatre derniers ont succombé peu de temps après; dix-huit fois l'opération a été pratiquée pour des anévrismes de l'aorte thoracique, quatre fois pour ceux de l'aorte abdominale, une fois pour ceux du tronc brachio-céphalique, trois fois pour des anévrismes intéressant la crosse de l'aorte et le tronc brachio-céphalique, trois fois pour des anévrismes de la sous-clavière, une fois pour l'anévrisme de l'artère poplitée.

Certains opérateurs ont employé des fils d'une longueur invraisemblable, tels que 67 mètres dans un cas, 150 dans un autre.

Il faut réagir contre une opération qui a constamment donné de mauvais résultats, quelles que soient les conditions dans lesquelles elle a été faite. Il est vrai que les contre-indications posées par Moore, telles que les anévrismes disséquants ou sacciformes, n'ont pas toujours été observées.

L'expectation, aidée d'un traitement interne par l'iodure de potassium, est la méthode de choix.

Le Dentu.

Anévrismes du tronc brachio-céphalique.—I. TRAITEMENT MÉDICAL. — Il doit être essayé avant de recourir à une intervention chirurgicale.

II. TRAITEMENT CHIRURGICAL. — Il ressort des statistiques que les ligatures isolées des grosses artères du cou ne donnent pas de bons résultats.

Mais la ligature simultanée de l'artère carotide primitive et de la sous-clavière droite produit une amélioration marquée.

Les opérateurs ont lié tantôt les vaisseaux du côté droit, tantôt ceux du côté gauche ; mais c'est la ligature de la carotide primitive et de la sous-clavière droite qui semble avoir donné les meilleurs résultats.

Cette double ligature doit être pratiquée en une seule séance. Néanmoins, il est peut-être nécessaire de lier la sous-clavière gauche quand la tumeur anévrismale se développe vers les gros vaisseaux de ce même côté.

Terrier.

Anévrismes cirsoïdes. — On divise en quatre catégories les méthodes réellement curatives de l'anévrisme cirsoïde.

La première renferme les procédés qui arrêtent la circulation dans la tumeur, en interrompant le courant sanguin dans le tronc principal, dans les troncs secondaires ou dans les rameaux qui alimentent l'anévrisme.

Tous sont inefficaces. La ligature de l'une des carotides primitives ou même des deux pour les tumeurs du cuir chevelu, la ligature double de la carotide primitive, la ligature des troncs secondaires pratiquée seulement pour les anévrismes cirsoïdes des membres, la ligature ou l'oblitération des vaisseaux de la tumeur par l'acupressure, la ligature élastique sous-cutanée n'ont pas donné de résultats satisfaisants.

La deuxième catégorie comprend les procédés qui ont pour résultat la destruction de la tumeur elle-même. La cautérisation au fer rouge ou par les caustiques, l'extirpation par le couteau et l'anse galvaniques ne sont applicables qu'aux anévrismes de petit volume. L'amputation au bistouri est un procédé qui, avec nos moyens actuels d'hémostase, la forcipressure surtout, donne de remarquables guérisons. Les pinces à pression continue, posées au cours de l'opération, rendront inutiles les ligatures préalables nécessitées par l'abondance des hémorragies. Cependant il est des cas où il ne faut avoir recours au bistouri qu'après échec des autres méthodes; par exemple, lorsque l'angiome rameux recouvre tout le cuir chevelu, ne devrait-on pas scalper le malade pour espérer réussir? Dans certaines tumeurs cirsoïdes des membres, les désordres sont si profonds que l'amputation doit être employée comme ultime ressource.

La troisième catégorie renferme les procédés qui modifient la tumeur cirsoïde en y faisant coaguler le sang. L'électropuncture a donné quelques succès, mais elle expose aux hémorragies. On a eu recours au séton, à la ligature de la tumeur sur des aiguilles. La liqueur de Piazza, le perchlorure de fer ont été employés en applications à la surface de la tumeur, en injections dans l'anévrisme, et cette méthode est une des meilleures; malheureusement il peut survenir des escarres assez étendues, suivies d'hémorragie et, malgré la quantité considérable d'injections pratiquées, des échecs nombreux ont été enregistrés.

Enfin la quatrième catégorie consiste dans la méthode mixte, où plusieurs des procédés précédents peuvent être simultanément employés : une ligature préalable du tronc principal ou des branches qui alimentent l'anévrisme diminue l'afflux du sang : puis la cautérisation, la compression, les injections de perchlorure de fer, l'acupuncture termineront ce que la première opération aura commencé.

ANTHRAX, FURONCLE, PHLEGMON.

Verneuil.

L'anthrax est une maladie parasitaire, due à l'introduction, sous la peau, d'un microbe, le *Staphylococcus aureus*, qui pénètre généralement le long des poils. De là, la fréquence de l'affection dans les régions qui en sont recouvertes, à la nuque, à la région dorsale. Ce microbe détruit les tissus, les muscles, produit, de proche en proche, des décollements étendus. Ainsi s'expliquent certaines perforations de l'abdomen, des parois thoraciques.

De la connaissance de ces données étiologiques, découle un traitement nouveau et approprié.

I. TRAITEMENT ANTISEPTIQUE. — Contre les anthrax, petits, moyens ou grands, diabétiques, douloureux ou indolents, à plus forte raison contre les furoncles, pratiquer des pulvérisations phéniquées, avec des solutions à 2 pour 100, ou chloratées, au même titre ; diriger la vapeur antiseptique sur toute la surface malade, au moyen d'un pulvérisateur à alcool.

Ce traitement local parasiticide donne des résultats merveilleux.

Par contre, les légendaires cataplasmes sont un moyen de lamentable invention.

La collection une fois formée, la pulvérisation se réduit forcément à un rôle secondaire.

II. Traitement chirurgical. — N'ouvrir le furoncle par le bistouri que tardivement et quand les douleurs sont intolérables.

Si la tumeur est très volumineuse, ponctions rapprochées avec le thermocautère.

Furoncles de la face. — Quelle conduite tenir? L'expectation? L'intervention? La mortalité paraît moindre lorsque la tumeur a été largement débridée au thermocautère; traverser la lèvre de part en part avec le platine rougi, et faire des ponctions assez rapprochées pour que leur action se fasse sentir dans toute l'épaisseur des tissus. Les succès obtenus de cette façon ne seraient-ils pas dus à l'influence destructive de la chaleur sur les micro-organismes?

Léon Le Fort.

I. Traitement externe. — Les *scarifications multiples*, pratiquées avec une lancette, plusieurs fois en vingt-quatre heures, diminuent la congestion, font cesser la stase sanguine, favorisent l'hématose locale, luttent contre l'hypergenèse des globules blancs et font disparaître la suppuration.

II. Traitement interne. — Combattre les symptômes divers qui accompagnent les accidents locaux.

Bouchard.

I. Antisepsie du milieu intérieur. — Prescrire le naphtol :

Naphtol β précipité............ 15 gr.
Salicylate de bismuth.......... 7 — 50

M. S. A., et diviser en 30 cachets. Dose : 2 à 3 cachets par jour, chez l'adulte.

L'antisepsie par le naphtol est assurée quand les selles prennent la coloration verte.

II. ANTISEPSIE LOCALE. — 1º *Lotions générales* avec l'eau boriquée, la solution faible de sublimé ou de vinaigre antiseptique; bains sulfureux ou au sublimé.

2º *Pansement du furoncle* avec un tampon de ouate hydrophile, imbibé d'eau phéniquée ou boriquée, ou bien d'alcool camphré.

III. TRAITEMENT PROPHYLACTIQUE. — A l'intérieur, prescrire les eupeptiques, le fer et les arsenicaux.

IV. RÉGIME. — Régime lacté, herbacé; peu de viandes; proscription absolue de l'alcool comme boisson aux repas, préférer la bière et le vin blanc, coupé d'eau de Vals, de Bussang, d'Orezza.

Tillaux.

Ne pas faire d'incision.

L'incision précoce n'arrête pas la marche de l'anthrax. Il va jusqu'où il devait aller, amenant de nouvelles incisions aussi inutiles que la première. Il semble qu'il y ait un terrain ensemencé par le staphylocoque et l'incision n'arrête pas l'extension du mal : elle ne diminue même pas la douleur.

Il faut encore moins faire l'éradication de l'anthrax, en le traitant comme une tumeur maligne. Cette éradication a été suivie de mort dans les quarante-huit heures.

Peut-être pourrait-on faire une exception pour l'anthrax de la lèvre supérieure, à cause du danger de la propagation aux sinus par la veine ophtalmique. Dans ce cas, inciser.

Dans tous les autres cas, il vaut mieux s'abstenir et avoir recours aux pansements humides.

On peut faire des pulvérisations phéniquées, qui sont utiles à la fois pour antisepsiser et pour diminuer les douleurs. Faire au besoin des piqûres de morphine.

Tant que l'anthrax reste dur, s'accroît, ne pas intervenir.

Lorsqu'il est ramolli, arrêté dans sa marche, qu'il y a du pus, que des bourbillons se montrent et sortent difficilement, on peut faire des incisions. Libérer avec des ciseaux, pour donner issue aux bourbillons.

Félix Guyon ([1]).

A moins que l'anthrax ne soit de forte dimension, l'inciser toujours, surtout s'il a une certaine tendance à s'étendre. Mais il faut s'entendre sur la manière d'inciser. Velpeau voulait que les *incisions* dépassassent largement les limites du mal ; il les faisait rayonnantes et les conduisait de la périphérie au centre. Quelle que soit leur disposition, les incisions *débordantes*, prônées par Velpeau, doivent être conservées en principe ; aujourd'hui d'ailleurs, on peut mieux encore qu'autrefois en comprendre l'utilité.

S'attacher, en outre, à inciser *profondément*, en ménageant toutefois l'aponévrose, qu'il est inutile

(1) Pour les articles de MM. Félix Guyon, Lannelongue, Le Dentu, Terrier, Desprès, Segond, Nicaise, Quenu, Monod et Bazy, nous avons fait quelques emprunts à la Revue publiée par M. Marcel Baudouin dans la *Semaine médicale.*

d'attaquer. Terminer l'opération avec le dos du bistouri : de la sorte, on peut passer à travers les couches les plus éloignées de la peau, que leur friabilité laisse aisément traverser par le bord mousse de l'instrument. Dans les cas ordinaires, se contenter de l'incision *cruciale*; mais, quand le gâteau est étendu, ajouter des rayons intermédiaires et larder profondément les tranches avec la pointe du thermocautère.

Inutile d'insister sur la nécessité d'un pansement antiseptique, quel qu'il soit.

Lannelongue.

I. TRAITEMENT CHIRURGICAL. — Distinguer deux cas : 1° l'organisme est sain; 2° le sujet est déjà un malade.

1° L'organisme est sain. Quel que soit le siège de la lésion, quel qu'en soit le volume, quelle qu'en soit la forme clinique, recourir à une intervention active, qui consiste en de *grandes incisions* dans le sens des grands diamètres de la tumeur, *dépassant* les limites de cette dernière, disposées généralement *en croix*. Ces incisions doivent être *profondes* et *dépasser*, dans ce sens aussi, les limites du mal et l'*aponévrose* elle-même, si l'anthrax s'étend au-dessous de cette membrane. Mais ce n'est là que le premier temps de l'opération ; dans un second temps, on *extirpe* la tumeur. Les lambeaux dessinés par les incisions cruciales sont soulevés et enlevés à l'aide du bistouri et des ciseaux. La chose est moins facile au début que lorsqu'il y a des clapiers purulents.

2° L'organisme est malade. L'intervention est encore nécessaire, même dans les cas de diabète. Et, ici, on devra opérer encore plus tôt que dans le premier cas. On prendra les plus grandes précautions antiseptiques, en faisant l'*extirpation* des foyers d'infil-

tration ou de ramollissement, quel que soit leur siège ;
se sert du thermocautère, si l'on craint de faire perdre
du sang au malade.

II. TRAITEMENT MÉDICAL. — Modifier par un traitement spécial l'organisme des sujets.

On aura recours aux *alcalins* chez les diabétiques,
aux *toniques* chez les affaiblis et les débilités.

Le Dentu.

Si la peau se perfore et si le bourbillon se circonscrit, laisser l'élimination se faire d'elle-même sous un
pansement antiseptique humide, aidé par des *pulvérisations phéniquées.*

Quand l'anthrax est moins avancé, ni l'albuminurie,
ni la glycosurie ne sont une contre-indication à une
intervention, si celle-ci est réclamée par l'état local.

L'anthrax est-il mollasse, peu profond, circonscrit ?
Les pulvérisations phéniquées suffisent.

Est-il dur, enflammé, craint-on la gangrène ? Il ne
faut pas hésiter à *l'inciser largement et profondément*,
à le diviser, soit au bistouri, soit au thermocautère,
en lambeaux flottants. A chaque pansement, on tou-
chera les surfaces avec la *teinture d'iode.*

Terrier.

Inciser les anthrax, soit au bistouri, soit au thermocautère, selon l'état général. Préférer ce dernier
instrument, dans le cas de diabète.

Faire tous les pansements d'une façon antiseptique et recommander d'une manière toute spéciale le
bichlorure de mercure.

Avoir peu de confiance dans les pulvérisations phéniquées ou boriquées. Il est indiscutable toutefois

qu'elles calment la douleur, en tant que pulvérisations tièdes.

Il y aurait peut-être lieu d'essayer à la périphérie de l'anthrax des *injections interstitielles antiseptiques*, comme dans la pustule maligne.

Armand Després.

De deux choses l'une : ou l'anthrax présente de petites ouvertures en forme de pomme d'arrosoir, ou il n'en présente pas et il ressemble alors à un phlegmon.

Dans ce dernier cas seulement, il y a du pus collecté et il faut *inciser*.

Dans tous les autres cas, il faut *s'abstenir*, surtout pour l'anthrax de la face. En attendant le sphacèle de la peau et l'élimination du bourbillon, conseiller des badigeonnages, avec du *laudanum* pur, répétés deux fois par jour, et des *cataplasmes de farine de lin*, renouvelés trois fois en vingt-quatre heures. S'il se forme de véritables abcès, on les incise au fur et à mesure de leur apparition.

Lorsque les bourbillons sont tombés, on panse à plat. Les caustiques injectés ou les flèches caustiques sont extrêmement douloureux. A tout prendre, le fer rouge plongé au milieu de l'anthrax serait meilleur et hâterait un peu l'évolution de l'affection; mais ce procédé est encore très douloureux.

L'anthrax des diabétiques exige formellement le traitement de la diathèse; l'anthrax du surmenage ou de la fatigue ne demande qu'un peu de *sulfate de quinine* (30 à 40 centigrammes par jour) et des boissons délayantes.

Polaillon.

L'anthrax est dû au développement d'un microbe.

Le meilleur moyen de le faire avorter consiste à détruire le centre morbigène.

I. TRAITEMENT MÉDICAL. — Chez les sujets bien portants, lorsque l'anthrax est à son début et qu'il n'y a pas de suppuration, employer les émollients, mettre en permanence des compresses ou des cataplasmes, imbibés d'une solution phéniquée ou de sublimé au millième : l'eau qui servira pour les cataplasmes sera la solution médicamenteuse; cependant se défier de l'anthrax au début, car il peut prendre une marche inquiétante.

II. TRAITEMENT CHIRURGICAL. — Étant donné la présence du microbe, l'incision au bistouri est dangereuse, parcequ'elle ouvre la voie aux inoculations; l'incision au thermocautère qui détruit les germes est préférable; mais rien n'égale les caustiques, tels que la pâte de Canquoin, introduite sous forme de flèches. Pour procéder d'après cette méthode, introduire par les voies de suppuration des flèches de pâte de Canquoin. Les flèches seront préparées avec la pâte suivante, durcie à l'étuve :

> Chlorure de zinc............
> Farine de seigle.......... ... } *dd* p. é.

Elles ont 1 à 2 centimètres de longueur et 2 à 3 millimètres d'épaisseur; les enfoncer dans le bourbillon par les voies de suppuration.

En quelques heures, le bourbillon forme une masse solide, séparée des tissus sains par du tissu cautérisé, et, en quelques jours, l'escarre s'élimine, laissant une surface bourgeonnante qui se cicatrice rapidement.

Si le bourbillon n'apparaît que légèrement à la surface de la peau, introduire les flèches en ponctionnant la tumeur avec le bistouri ou le thermocautère.

Ce traitement est douloureux pendant une, deux ou

trois heures, mais il fait cesser avec rapidité la fièvre et les autres phénomènes inquiétants.

Le traitement consécutif réside dans des lavages avec une solution de sublimé très étendue, afin d'éviter toute possibilité d'érysipèle.

Ce traitement convient surtout chez les diabétiques, dispense de la chloroformisation, évite les hémorragies et dure peu de temps.

Lucas-Championnière.

Recouvrir le pansement d'une feuille de gutta-percha laminée ou d'une plaque de makintosch.

Segond.

Trois variétés d'anthrax :

1° Ceux auxquels il ne faut pas toucher et qu'il faut traiter par les *pansements humides* et les *pulvérisations phéniquées* du professeur Verneuil ;

2° Ceux qu'il faut toucher et qu'on doit opérer de la façon suivante : *incision cruciale* au bistouri ; puis *incision en roue* (on préférera les anciens cautères au thermocautère actuel), avec incisions en rayons, qu'il faudra traiter de même par le feu ;

3° Ceux qu'il faut extirper à la manière de Broca et détruire jusque dans leurs derniers retranchements.

Nicaise.

I. Traitement local. — Le traitement de l'anthrax varie avec les périodes de la maladie, qu'on peut fixer à trois : phase de formation, phase d'élimination, phase de réparation.

1° *Phase de formation.* — Au début, il faut recourir aux *cataplasmes antiseptiques*, préparés avec de la farine de lin et de l'eau boriquée bouillante à 4 pour 100 et arrosés d'une petite quantité d'huile phéniquée à 1° pour 100, et aussi aux *pulvérisations phéniquées* qui agissent surtout par réfrigération. En outre, on fera tout autour de la tuméfaction, avec la seringue de Pravaz, des *injections interstitielles d'une solution glycérinée d'acide phénique à 1/5°.*

2° *Phase d'élimination.* — Si l'anthrax est saillant et douloureux, on l'*incisera* au bistouri ou mieux au thermocautère.

Si l'incision est retardée pendant la première période, on la fera au thermocautère, au début du travail d'élimination. Elle comprendra toute l'épaisseur de la tumeur ; puis le foyer anfractueux sera *lavé* avec une solution phéniquée à titre variable selon l'état des reins (de 1/20° à 1/50°). Il est bon d'introduire l'extrémité de la seringue, prolongée par un tube de caoutchouc, dans les divers orifices de la peau, pour bien chasser le pus. On enlèvera à mesure les bourbillons et les lambeaux sphacélés. A cette période d'élimination, le cataplasme sera remplacé par un pansement à la gaze iodoformée.

3° *Phase de réparation.* — Au moment où l'élimination s'achève, faire le pansement avec de la gaze imbibée de *vin aromatique borique* à 3 pour 100, pour exciter le travail de réparation.

II. TRAITEMENT GÉNÉRAL. — Il est très important. Outre l'administration des *toniques*, on pratiquera dès le début l'*antisepsie intestinale* à l'aide du *naphtol* et on donnera en outre un léger *purgatif salin*, tous les trois ou quatre jours.

Quenu.

Le *fer rouge* est le meilleur moyen à opposer à l'anthrax. Recourir au *galvanocautère* plutôt qu'au thermocautère.

Au début des accidents, prendre une pointe de galvanocautère portée au rouge blanc, puis l'enfoncer au centre de la tumeur, de façon à y former un véritable *cratère*, en recommandant à la personne qui règle la manœuvre de l'instrument de maintenir au rouge vif le fil de platine. Cela fait, creuser tout autour de l'anthrax, avec le même cautère, une série de *petits puits* par où les escarres tubulées s'élimineront ensuite.

A une période plus tardive, se borner à faire une *incision cruciale* au centre; puis, introduisant par cette plaie le platine rouge, décoller la peau tout autour de la lésion à l'aide d'une *incision périphérique sous-cutanée*. On a ainsi de très bons résultats.

Préférer le fer rouge au bistouri, parce qu'on évite ainsi des inoculations qui peuvent être la cause de complications très graves.

Monod.

On a prétendu, qu'il fallait distinguer deux variétés d'anthrax : ceux qu'on doit inciser et ceux qu'il faut se garder d'opérer. Aujourd'hui, grâce aux bénéfices fournis par les pansements antiseptiques, cette classification n'a presque plus de raison d'être. On tend à les inciser tous et on a raison.

En ce qui me concerne, j'*incise* presque toujours; puis je touche les surfaces cruentées à la *teinture d'iode*. L'incision supprime toujours la douleur. Quelquefois j'*extirpe* la tumeur, après l'avoir divisée en quatre fragments.

Somme toute, cette manière de faire amène plus rapidement la guérison.

Bazy.

Les petits anthrax, qui ne sont pas douloureux, peuvent être traités par l'application de *compresses* antiseptiques, en particulier de compresses phéniquées et sublimées. Les *pulvérisations* soit phéniquées, soit boriquées ont donné de bons résultats contre la douleur et l'élément congestif; mais, pour remédier à la douleur, il vaut encore mieux, pour peu que l'anthrax menace de s'étendre, deux bons coups de bistouri en croix. A travers ces premières incisions, enfoncer en outre plus ou moins parallèlement à la peau un bistouri dans toutes les directions, de façon à dissocier et à ouvrir les loges.

Quand l'anthrax s'accompagne de phénomènes phlegmoneux à distance, faire des incisions jusqu'aux limites du gonflement. Lorsque la tuméfaction est dure, de consistance ligneuse surtout, et lorsqu'elle n'est pas trop étendue, l'*extirper*.

Panser toujours antiseptiquement.

Gingeot.

I. Traitement externe. — L'affection étant de nature parasitaire, le traitement consiste à détruire le parasite. Employer de préférence, comme parasiticides, l'alcool camphré ou la teinture d'iode.

Dès que le furoncle apparaît, appliquer par-dessus un petit gâteau de coton imbibé d'alcool camphré, ou faire des badigeonnages répétés avec de la teinture d'iode concentrée, comme moyen abortif.

Au bout de peu d'heures, le bouton se dessèche.

Ces badigeonnages réussissent encore, même quand le développement du clou est assez avancé.

Les lotions générales d'eau boriquée, les bains sulfureux ou au sublimé donnent de bons résultats.

II. Traitement interne. — Pour obtenir des effets durables, adjoindre aux bains et aux lotions le traitement interne et chercher à modifier la peau de dedans en dehors par voie d'élimination. Employer soit l'hyposulfite de soude, soit les préparations sulfureuses.

Comme il est nécessaire de prendre les sulfures à
haute dose, afin d'obtenir une saturation rapide du
patient, préférer les préparations pharmaceutiques
aux eaux sulfureuses naturelles.

Administrer le sulfure de sodium en solution dans
l'eau ou dans le lait, par petites doses, fréquemment
répétées ; le formuler ainsi :

Sulfure de sodium............	
Bicarbonate de soude.........	
Sulfate de potasse...........	ꝶ 5 gr.
Acide tartrique	
Gomme arabique............	

M. S. A., et diviser en 50 paquets semblables.

Prendre, toutes les trois heures, un de ces paquets,
dissous dans la moitié ou le quart d'un verre d'eau
ou de lait, suivant le goût du patient ; au besoin, dou-
bler la dose.

P. Reclus.

L'antique cataplasme à la graine de lin doit être
banni de la pratique. C'est un foyer à microbes.
Comme il n'agit que par la chaleur et l'humidité, lui
substituer un *applicatum*, non moins efficace et dénué
de ses inconvénients.

Si la tumeur est limitée et la douleur supportable :
expectation.

Dans les *cas simples*, appliquer le *cataplasme antiseptique*, constitué par la simple tarlatane, repliée en
plusieurs doubles et imbibée d'une solution de liqueur
de Van Swieten, pure ou étendue d'acide borique,
d'acide phénique, de créoline, etc., dont on élève la
température à 40 ou 45°. Par-dessus, étendre une pièce
de taffetas gommé, ou une feuille de ouate. Le soulagement est immédiat.

Dans les *cas graves*, si les souffrances sont vives et
si la tumeur est envahissante, les cataplasmes anti-

septiques, de même que les vaporisations phéniquées, deviennent insuffisants, il faut donner issue à la collection purulente. Mais comment procéder au débriment, à ces larges incisions?

On sait les dangers auxquels expose l'emploi du bistouri, plongé au sein de tissus richement vascularisés, avec toutes les mauvaises chances d'érysipèle, de résorption purulente, etc.

Heureusement, notre arsenal chirurgical moderne s'est enrichi d'un précieux instrument qui met à l'abri de ces formidables complications : le *thermocautère*.

Creuser, avec le thermocautère chauffé au rouge brun, des sillons profonds qui atteignent les couches sous-jacentes, des sillons étendus qui dépassent la base du plateau et les régions indurées, des sillons nombreux qui se succèdent à 2 centimètres les uns des autres. En outre, ponctionner çà et là entre les sillons. — Pansement antiseptique.

Si ces incisions multiples ne suffisent pas, détruire toutes les parties envahies jusqu'à extermination du dernier *Staphylococcus aureus*.

Effectuer cette opération, très douloureuse, sous le sommeil anesthésique. Le thermocautère se refroidissant vite, et les parties étant d'une destruction difficile, une telle opération peut se prolonger durant deux heures.

ANTISEPSIE.

Le Dentu.

Antisepsie simplifiée. — L'antisepsie, telle qu'elle est pratiquée à l'hôpital, avec sa minutie, son luxe d'appareils et de précautions, peut sembler chose compliquée, impossible à réaliser dans la pratique de la ville, surtout en province et plus encore à la campagne.

En réalité, il est possible d'arriver à réaliser, même dans les conditions les plus défectueuses, les milieux les moins favorables, une antisepsie suffisante pour les plus grandes opérations. A Paris, d'ailleurs, les conditions dans lesquelles se font les opérations de la ville ne sont guère meilleures et peut-être, au point de vue du milieu, sont plus mauvaises que celles de la campagne. Il existe bien quelques maisons de santé spéciales pour opérations, mais l'urgence force souvent à opérer au domicile même des malades. Quelques soins, beaucoup moins complexes que ceux que l'on peut prendre à l'hôpital, suffisent pourtant pour obtenir les mêmes résultats. Ces soins ont trait : 1º à la *désinfection de la région opératoire* ; 2º à la *désinfection des mains du chirurgien et de ses aides* ; 3º au *milieu où se fait l'opération* ; 4º à la *désinfection des instruments et des pièces de pansement.*

1º *Désinfection de la région opératoire.* — A la surface de la peau la plus saine, la plus propre, existent toujours des micro-organismes et, en particulier, le *Staphylococcus aureus.* La désinfection de la région opératoire s'impose donc dans tous les cas, sans exception. Elle est au fond assez simple.

Un bain général préliminaire, avec changement complet de linge, sera indispensable chez les sujets peu soigneux.

Pour la région elle-même, l'essentiel est de raser à l'avance tous les poils, de bien la frotter, la racler en quelque sorte, avec une brosse de toilette neuve et propre, de l'eau chaude, du savon propre. Ce nettoyage est le point essentiel. Dans les opérations délicates, on le complétera par un nettoyage à l'éther, qui dissout toutes les matières grasses.

En attendant l'opération, il suffit de recouvrir la région avec des compresses bouillies, trempées dans la solution de sublimé au millième. Les paquets de sublimé rendent aujourd'hui bien facile la préparation extemporanée de cette solution.

Faire, avant l'opération même, un dernier lavage antiseptique.

Mais le point important est le rasage, le lavage, le raclage de la peau. Les antiseptiques n'agiraient pas sur une peau insuffisamment nettoyée. C'est là ce qui fait la difficulté des désinfections de la bouche, du vagin, du rectum. En dehors des solutions antiseptiques, de très grands lavages préliminaires à l'eau bouillie seront utiles pour enlever le mucus de ces cavités.

2° *Désinfection des mains de l'opérateur et de ses aides.* — Les mains du chirurgien et de ses aides fouillant, pénétrant tous les recoins de la plaie, sont le grand agent d'infection.

Après avoir bien nettoyé les ongles, brosser pendant cinq minutes les mains avec du savon propre, de l'eau chaude et une brosse neuve, préalablement nettoyée à l'eau chaude. A défaut de brosse, se servir d'un linge un peu rude, rendu aseptique par l'ébullition. Mais le nettoyage des ongles est ainsi plus difficile.

Après ce savonnage, tremper successivement les mains dans deux solutions : l'une de permanganate de potasse; l'autre de bisulfate de soude. Il se produit de l'acide sulfureux à l'état naissant, qui assure la désinfection parfaite.

En ville, il serait plus difficile d'avoir ces solutions toujours prêtes. Mais en trempant successivement les mains dans de l'alcool à brûler, ou mieux de l'alcool à 90°, puis dans du sublimé au millième, la désinfection sera suffisante. Ici encore, le point important est le grand savonnage préliminaire de cinq minutes. Si ce savonnage des mains est plus court, même d'une minute, des micro-organismes peuvent se retrouver encore, surtout dans le repli sous-unguéal.

La désinfection des mains constitue le point important. Mais il va sans dire que le chirurgien, plus que tout autre, devra observer une propreté méticuleuse pour son linge de corps. On se défiera surtout des vêtements qui auraient été portés dans une visite à des malades atteints d'érysipèle, de fièvre puerpérale.

3° *Antisepsie du milieu opératoire.* — Le milieu où on opère est d'importance secondaire.

Si l'idéal est la chambre d'opérations d'une propreté de cristal, à angles arrondis pour ne pas loger les microbes, on réussira presque aussi bien dans des chambres même très malpropres.

Faire, si on le peut, nettoyer, aérer, désencombrer la chambre quelques jours à l'avance. Mais défendre le grand nettoyage de la dernière minute, qui met en mouvement toutes les poussières accumulées.

Se défier surtout des rideaux, qu'un membre obligeant de la famille tirera brusquement au cours de l'opération, pour augmenter le jour et d'où descendrait un nuage de poussière accumulée et fort peu aseptique.

Comme linges, employer, pour recouvrir la table et le malade, des linges fraîchement blanchis, blanchis de la veille, si c'est possible. Les linges plus anciens sont suspects. Les linges qui seront en contact avec la plaie devront avoir été bouillis.

4° *Désinfection des instruments et des pièces de pansement.* — La désinfection des instruments parait difficile. Employer l'étuve sèche, ou l'étuve à vapeur sous pression. Se rappeler que, comme pour les mains, la partie essentielle de la désinfection est le nettoyage minutieux préliminaire. Ce nettoyage mécanique avec une brosse, des linges bouillis, durera quatre à cinq minutes. Il sera surtout minutieux, très long, pour les instruments anfractueux, tels que la scie à chaîne, les mors de pinces à forcipressure.

Faire bouillir ensuite, dix minutes, tous les instruments métalliques que l'ébullition n'altérera pas. Vinay a montré que la mort des micro-organismes survenait à une température bien inférieure à celle de l'eau bouillante. En dix minutes le *Staphylococcus aureus* meurt dans l'eau à 58°, les *Staphylococcus citreus* et *albus* dans l'eau à 62°, le streptocoque de l'érysipèle dans l'eau à 64°, le bacille de la tuberculose dans l'eau à 70°. En une minute et demie, les quatre premiers meurent dans l'eau à 80°. Les spores sont plus résistantes que les bacilles. La spore de la septicémie gangréneuse, une fois sèche, ne meurt pas dans l'eau bouillante et met dix minutes à mourir avec une température de 120°.

Pour les instruments ayant servi à des opérations sur des foyers gangréneux, l'ébullition simple pourrait donc être insuffisante. Mais en dehors d'un nettoyage mécanique parfait, on peut les chauffer dans un bain de glycérine, qui bout seulement à 280°.

L'ébullition souille et ternit un peu les instruments. On évitera presque complètement cet inconvénient, en ne mettant les instruments dans l'eau qu'une fois qu'elle est bouillante, et en ajoutant à l'eau un centième de soude caustique.

Les instruments à manche de bois ne supportent pas l'ébullition. Si l'on en a encore quelques-uns, on fera un brossage particulièrement soigneux, on trempera, quelques instants, dans l'eau bouillante, la partie métallique seule. Enfin, plus encore que les autres, ces instruments seront immergés assez longtemps dans la solution phéniquée au vingtième.

Pour faire bouillir les instruments, on a imaginé une série d'appareils ingénieux. Une simple casserole, où l'on fait bouillir une première quantité d'eau que l'on jette, peut les remplacer tous.

Ne jamais se servir d'éponges, mais de compresses bouillies dix minutes ou de tampons de ouate hydrophile trempés dans le sublimé.

Toutes les pièces de pansement doivent être passées à l'étuve. En ville, il suffira que les paquets de ouate ou de gaze ne soient pas ouverts et exposés à la poussière à l'avance.

Un mot encore des sondes, dont il est particulièrement difficile de réaliser et de maintenir l'asepsie.

Pour les sondes métalliques, le flambage est un bon moyen. Le flambage direct à la lampe à alcool ternit, irise les sondes. Mais on a un flambage suffisant, en les trempant dans l'alcool, et, après les avoir retirés, en mettant le feu à la mince couche d'alcool qui reste ; l'ébullition est également très bonne et désinfecte mieux la cavité.

Les sondes en caoutchouc peuvent elles-mêmes être soumises à l'ébullition.

La difficulté principale est pour les sondes, les bougies en gomme. La chaleur les ramollit ; les antiseptiques, acide phénique, sublimé, les altèrent, si le contact est prolongé. M. Albarran a fait préparer des sondes à revêtement de caoutchouc et de gutta-percha qui résistent à l'ébullition. Pour les sondes en gomme ordinaire, employer le contact avec l'acide sulfureux pendant trois heures. Ce moyen est un peu complexe.

Pour les sondes neuves, on peut se contenter de les laver *intus* et *extra* d'abord, à l'alcool à 70° seulement, (l'alcool à 90° donnant une dissolution partielle), puis avec le sublimé au millième.

Les bougies sont encore plus faciles à nettoyer.

Pour conserver ces sondes et ces bougies ainsi rendues aseptiques, il suffit de les noyer dans une couche épaisse de talc, chauffée à une haute température et refroidie. La désinfection doit être répétée chaque fois que la sonde a servi. Elle sera d'autant plus facile et plus sûre qu'elle sera faite plus vite après l'emploi.

Peut-être cette antisepsie simplifiée paraîtra-t-elle encore un peu complexe. Et pourtant ces précautions sont un minimum.

Panas.

Antisepsie oculaire. — Employer la solution suivante :

Biiodure d'hydrargyre.. ...	5 centigr.
Alcool à 90°...............	20 gr.
Eau distillée...............	1000 —

Dissoudre le sel dans l'alcool, verser cette solution dans l'eau, agiter et filtrer.

Comme instrument laveur de l'œil, se servir d'un appareil Richardson, terminé par un tube et un robinet en caoutchouc durci ; pour pousser l'injection dans l'œil, à la fin de l'opération, employer une sorte de compte-gouttes.

Terrier.

Antisepsie et Asepsie chirurgicales. — Avant les opérations abdominales, faire pulvériser une certaine quantité d'eau stérilisée dans la chambre opératoire, pour faciliter la disparition des particules de poussière répandues dans l'air.

Comme antiseptique, employer exclusivement le bichlorure de mercure en solutions au millième ou au demi-millième. Avec ces solutions, nettoyer le champ de l'opération, les mains des aides et celles du chirurgien.

Préparer des éponges selon la méthode dite de la Salpêtrière.

Comme fils à ligature, n'employer que la soie pressée, bouillie avant chaque opération dans une solution de bichlorure au millième. Même préparation pour les crins de florence, qui servent exclusivement pour les sutures.

Stériliser tous les instruments, sauf les bistouris, par la chaleur sèche. Employer l'étuve de Poupinel. Grâce à cet appareil, les instruments, qui doivent être tous entièrement métalliques, peuvent être maintenus pendant quinze à trente minutes à la température de 160 à 180°.

Quant aux instruments coupants, les faire nettoyer avec le chloroforme, selon le précepte de Just-Lucas-Championnière, puis bouillir dans l'eau stérilisée.

Les compresses qui servent à abriter les parties voisines du champ opératoire, à relever les anses intestinales, sont stérilisées à l'autoclave à 120°; avant de s'en servir, si on les trouve trop chaudes, les plonger dans de l'eau stérilisée bouillie, tiède.

Faire exclusivement les pansements à la ouate stérilisée, non antiseptique, préparée à l'étuve, suivant la méthode de Quenu.

Kirmisson.

Formule des hôpitaux de Vienne pour la préparation de la gaze iodoformée :

Iodoforme............................	50 gr.
Glycérine............................	100 —
Alcool	700 —

Pour préparer 10 mètres de gaze iodoformée.

Solution antiseptique de sublimé :

Solution de sublimé au 1/1000e.... 1 litre.
Acide tartrique .... 5 gr.

Lucas-Championnière.

Panser les plaies avec :

Poudre d'iodoforme......... ⎫
   —   de benjoin.......... ⎬ *dd* 20 gr.
   —   de quinquina....... ⎭
Carbonate de magnésie satu-
  ré d'essence d'eucalyptus. .

M. S. A.

Laver la région sur laquelle on doit opérer avec :

Acide phénique cristallisé ....   50 gr.
Glycérine .... 50 à 75 —
Eau ....   1000 —

Imbiber les compresses destinées aux pansements
avec :

Acide phénique cristallisé ....   25 gr.
Glycérine.....................   25 —
Eau ....   1000 —

Désinfecter les mains du chirurgien et des aides
avec :

Acide phénique cristallisé.........   50 gr.
Glycérine.....................   75 —
Eau ....   875 —

Comme topiques antiseptiques agréables, employer :

Retinol et cire.............. 100 gr.
Essence d'origan............. 10 centigr.
  — de géranium........... 40   —
  — de cannelle........... 40   —
  — de verveine.......... .. 20   —

M. S. A.

Retinol et cire .. .. 100 gr.
Essence de verveine.......
  — d'origan.............⎫
  — de géranium.........⎬ 25 centigr.
  — de thym.............⎭ de chacune.

M. S. A.

Ces topiques ont été employés surtout pour des opérations sans drainage. On a obtenu des lignes de réunion d'une pureté absolue.

Périer.

Nº 1. Salol.................... 300 gr.
    Camphre................. 200 —

Pulvériser finement chaque substance. Chauffer doucement jusqu'à fusion complète. Filtrer et conserver
dans un flacon bien bouché.

Nº 2. Naphtol camphré........... 90 gr.
    Iode pulvérisé............. 10 —

Lépine.

Antisepsie chirurgicale.

Sublimé .... 1 milligr.
Acide phénique............. 10 centigr.
  — salicylique........... 10   —
  — benzoïque 5   —
Chlorure de chaux 5   —

Brome.....................	1 centigr.
Bromhydrate acide de quinine.	20 —
Chloroforme.................	20 —
Eau......................	100 gr.

Bazy.

Antisepsie des voies urinaires. — Le salol, pris à la dose quotidienne de 4 à 5 grammes, empêche les fermentations et l'introduction des toxines urinaires dans le sang.

Avant de pratiquer une opération ou même le cathétérisme chez un malade atteint d'une affection des voies urinaires, il est donc utile d'employer ce médicament, de façon à prévenir la fièvre et l'absorption des toxines, dont elle est symptomatique.

Antisepsie gastro-intestinale. — La dilatation de l'estomac a une influence fâcheuse sur la marche des lésions spontanées ou chirurgicales. Cette affection est comparable, par les dangers qu'elle présente, à l'alcoolisme, au diabète, à l'impaludisme et aux affections du foie et des reins.

De là, la nécessité de faire de l'antisepsie gastro-intestinale.

Dans ce but, recourir à l'usage des cachets suivants :

Naphtol α..............	
Salicylate de bismuth......	} àà p. e.
Magnésie calcinée.........	

Pour un cachet. — Prendre 4 cachets par jour.

ANUS ARTIFICIEL.

P. Reclus.

I. Avant l'opération. — Rendre le champ opératoire complètement aseptique. Pour cela, la veille, raser la région iliaque et tout le pubis, les laver d'abord à l'eau et au savon, puis avec un liquide antiseptique. Recouvrir ensuite la région d'une couche de compresses imbibées du même liquide et la laisser ainsi jusqu'à l'heure de l'opération. A ce moment, laver de nouveau antiseptiquement la région et circonscrire le champ que devra parcourir le couteau par des compresses, toujours imbibées de la solution antiseptique.

II. Pendant l'opération. — Pratiquer l'anesthésie à l'aide de piqûres de cocaïne; quand l'anesthésie est complète, commencer l'opération.

Incision de 6 à 7 centimètres de long, à 2 centimètres au-dessus du ligament de Poupart et parallèlement à lui. Procéder couche par couche, en arrêtant l'hémorragie par une pince placée sur chaque artériole sectionnée. En arrivant à la couche musculaire, éviter de couper les muscles transversalement, mais séparer plutôt les faisceaux musculaires, sans les inciser, après avoir sectionné la peau, le fascia superficialis, la toile celluleuse qui double le grand oblique, le petit oblique, le transverse, le fascia transversalis ; arriver sur le péritoine que l'on incise avec une sonde cannelée ou simplement avec les ciseaux. Dès que cette incision est faite, si l'intestin n'occupe pas une place anormale, la partie supérieure de l'S iliaque, celle qui fait suite au côlon descendant, se présente dans la boutonnière, avec ses signes distinctifs, ses bandes longitudinales et ses appendices graisseux. Placer des pinces sur les bords de la plaie, puis les renverser en dehors, mettant nettement l'intestin à découvert. Après s'être assuré d'être bien sur l'S iliaque, la prendre avec une pince, l'attirer au dehors de la plaie, jusqu'à l'apparition du mésorectum. Dès que celui-ci est bien en vue, le perforer avec une grosse sonde ordinaire en caoutchouc durci, et désinfectée par un bain antiseptique. Pousser la sonde à travers le méso, jusqu'à sa partie moyenne seulement, et la laisser en place ; elle repose alors sur les bords de la plaie qu'elle traverse en diagonale, s'appuyant bien sur la paroi abdominale et elle supporte l'anse intestinale à cheval sur elle. Cette anse intestinale fait alors hernie au travers de l'incision et ne peut rentrer dans l'abdomen ; elle en est empêchée par la sonde passée en dessous d'elle.

III. APRÈS L'OPÉRATION. — L'opération est terminée. Enlever les pinces qui tenaient le péritoine, mais laisser en place jusqu'au lendemain celles mises sur les vaisseaux. Faire la toilette, laver la région, la border avec des bandes de gaze iodoformée, sur lesquelles reposent les pinces.

Afin d'empêcher la sonde d'être attirée à l'intérieur de la cavité abdominale ou d'être repoussée par la pression interne, la fixer à la peau, en étendant sur elle, à ses deux extrémités, deux bandes de tarlatane iodoformée, collées à la peau de l'abdomen par une couche de collodion iodoformé.

Faire un pansement rigoureusement antiseptique. Étendre une couche de pommade antiseptique sur la portion herniée de l'intestin, la recouvrir d'une couche de gaz enduite de la même pommade. Recouvrir le tout d'un épais coussin de ouate, maintenu en place par un bandage de corps.

Dès que le malade est remis dans son lit, lui administrer 10 centigrammes d'extrait thébaïque. Les douleurs, le ténesme, les irradiations douloureuses cessent ou diminuent.

L'adhérence de l'anse intestinale aux lèvres de la plaie est complète au sixième jour ; elle est obtenue sans suture, par la simple apposition des parties mises en présence.

Le lendemain de l'opération, enlever les pinces, laver la région et la recouvrir d'un bandage léger, ne pas renouveler le pansement ; le sixième jour, injecter de la cocaïne dans la tunique intestinale et procéder à l'ouverture de l'intestin avec le thermocautère porté au rouge sombre. Il suffit de faire, au point le plus élevé de l'intestin, une ouverture de 2 centimètres de long et parallèle au grand axe de l'incision cutanée. Cependant, s'il survenait quelques symptômes alarmants, des douleurs, une grande distension de l'intestin, l'ouvrir avant le sixième jour, le lendemain même de l'opération, car les adhérences sont assez intimes pour soustraire le péritoine aux risques d'infection. Mais si rien n'oblige à intervenir hâtivement, attendre au sixième jour. Alors, l'intestin est solidement uni à la paroi abdominale et les matières fécales passent sur la surface cutanée sans venir en contact avec le péritoine.

La sonde est enlevée le dixième jour.

Bouilly.

La chirurgie antiseptique a permis une méthode nouvelle, qui seule convient à certains cas rebelles.

Par la laparatomie, on découvre l'anse sur laquelle siège l'anus artificiel ; on la détache de la paroi abdominale, et, suivant les cas, on pratique soit une simple suture au niveau de l'orifice que porte l'anse ainsi détachée, soit la résection d'une portion plus ou moins considérable de l'intestin. Nettoyer avec soin le trajet qui reste dans la paroi ; la guérison se fait comme pour une plaie simple.

APPENDICITE.

Duplay.

I. TRAITEMENT. — Il est variable avec les périodes

de la maladie et suivant les opinions du chirurgien ou du médecin appelé à la soigner. Il est certains chirurgiens qui, à la moindre alerte, n'hésitent pas devant une intervention radicale ; il y a là, semble-t-il, une exagération considérable.

En présence d'une colique appendiculaire, que convient-il de faire? Certains chirurgiens américains interviennent ; nous croyons que dans ce cas il faut s'abstenir d'une opération, puisque la colique guérit le plus souvent d'elle-même, ou par le traitement médical. Il faut se mettre en garde contre cette funeste pratique qui consiste, pour combattre la constipation existant en pareil cas, à administrer des lavements et des purgatifs. C'est là une pratique détestable, contre laquelle on ne saurait trop s'élever. Ce que le praticien doit faire, c'est immobiliser l'intestin.

II. RÉGIME. — On prescrira le repos absolu, la diète lactée. Donner l'opium à l'intérieur, et localement faire des applications de glace.

Appendicite subaiguë avec péri-appendicite. — Il est des cas où l'indication est formelle, c'est lorsqu'il y a appendicite suppurée ou péritonite par perforation. Il faut alors intervenir et le plus tôt possible.

Le plus souvent ce sera au-dessus de l'arcade crurale qu'il faudra inciser ; on évacuera la collection ; si on trouve l'appendice, on le réséquera et on drainera la cavité avec de la gaze iodoformée ; la guérison arrivera après un temps plus ou moins long.

Si on ne trouve pas l'appendice, on abandonnera les choses à elles-mêmes et on pourra observer la guérison, alors même que pendant un certain temps les matières et les gaz auraient passé par la plaie.

Péritonite, suite d'appendicite perforante. — Il faut intervenir le plus tôt possible, quoiqu'on ait peu de chance de sauver le malade.

On fera alors la laparotomie médiane, on ouvrira

largement le péritoine, on le lavera avec de l'eau salée ou de l'eau boriquée, on ira à la recherche de l'appendice, on le réséquera et on drainera la cavité abdominale ; si on arrive à temps, on pourra quelquefois sauver le malade de cette façon.

Dans les cas moyens, l'opinion des chirurgiens varie. Certains n'hésitent pas à intervenir, pour ne pas laisser le sujet exposé à un accident ; d'autres attendent, se tenant toutefois sur leurs gardes pour invenir s'il y a lieu.

Quenu.

Appendicite tuberculeuse. — Nettoyer le foyer purulent, le traiter comme un abcès chaud, sans rompre les adhérences qui limitent l'inflammation.

La guérison est obtenue facilement par ce procédé peu dangereux.

Appendicite chronique. — La résection de l'appendice est la règle.

Bouilly.

Appendicite aiguë. — Ouvrir le péritoine, évacuer le foyer purulent sans rechercher l'appendice, éviter de rompre des adhérences utiles.

Cette conduite donne des résultat aussi favorables que dans l'ouverture des abcès chauds.

P. Reclus.

On n'est pas loin d'être d'accord sur les règles de l'intervention chirurgicale.

Appendicite ordinaire. — L'apparition d'une tumeur iliaque doit autoriser l'intervention chirurgicale.

Le traitement soulève encore beaucoup de discussions, les uns préconisant le traitement médical exclusif, les autres réclamant l'opération dans tous les cas.

C'est la tumeur iliaque qui doit être l'indication opératoire, car il existe des cas d'appendicite avec collection abondante qui ne sont accompagnés ni de pyrexie, ni de troubles graves dans l'état général.

L'opération dans l'appendicite ordinaire n'a presque aucune gravité, et elle obvie sans grand mouvement réactionnel à ces collections, qui, à un moment donné, pourraient faire irruption dans le péritoine et entraîner une péritonite purulente mortelle.

Appendicite tuberculeuse ; appendicites qui s'accompagnent de péritonite purulente généralisée. — D'un avis unanime, il n'y a pas autre chose à faire que l'opération. Elle peut, d'ailleurs, donner de bons résultats. Sans doute, en pareil cas, l'intervention est extrêmement grave, et la mortalité est très élevée, mais elle reste la seule ressource contre cette affection redoutable.

Appendicite à rechute. — Le processus vermiculaire enflammé provoque des accidents graves ; ne vaut-il pas mieux prévenir ce danger toujours imminent. L'opération est presque sans danger et, l'opération à froid a donné les meilleurs résultats.

Cette opinion ne rencontre plus guère d'opposants et tout le monde paraît la partager. On admet que si, à la suite d'une ou plusieurs crises, il persiste des signes locaux, tumeur appréciable dans la fosse iliaque, douleur spontanée ou à la pression, troubles dyspeptiques, l'intervention s'impose.

Mais le moment précis de l'intervention n'est pas toujours bien fixé.

Si on opère dans l'intervalle de deux crises, pendant une période d'accalmie, l'opération en est moins dangereuse. Le pus est alors résorbé; et l'ouverture intempestive d'un abcès ne risque pas d'inoculer le péritoine; on décortique doucement l'appendice, on le dépouille de ses adhérences, on l'isole, on le résèque, et cette opération donne à tous les chirurgiens aseptiques des résultats parfaits.

Mais faut-il de toute nécessité ne pas intervenir au cours d'une crise? Si l'attaque est modérée, sans retentissement péritonéal appréciable, sans phénomènes généraux, sans fièvre, on peut attendre, avant d'agir, que ce faible nuage soit dissipé, quitte à drainer simplement l'abcès sans réséquer l'appendice, lorsque l'on craint, au cours de cette manœuvre, d'inoculer le péritoine.

MANUEL OPÉRATOIRE. — Recourir à l'incision classique, l'incision parallèle à l'arcade de Fallope; en effet, elle permet le plus souvent d'arriver droit sur le foyer et de manœuvrer fort à l'aise; mais elle a surtout l'immense avantage d'être contenue dans la limite des adhérences; le processus est, pour ainsi dire, séparé par des néo-membranes de la grande séreuse qui se trouve ainsi protégée contre toute inoculation possible du fait de l'intervention. Or, pour nous servir d'une expression de Gerster, « il serait stupide » d'ouvrir le péritoine lorsqu'on peut rester en dehors et réséquer l'appendice sans faire courir au malade aucun danger.

L'incision sur la ligne médiane, que personne ne défend plus à cette heure, nous laisse vraiment trop loin de la fosse iliaque.

Appendicite avec péritonite suraiguë, consécutive à la perforation du processus vermiculaire. — L'incision classique n'est plus suffisante.

Ouvrir la fosse iliaque droite par le procédé ordinaire, évacuer le pus qui s'y est accumulé, suturer l'appendice perforé, drainer la région; mais il faudra poursuivre dans tout le ventre les exsudats inflammatoires et ajouter la laparotomie médiane, qui permettra le lavage à l'eau bouillie de la cavité péritonéale.

Routier.

Il est évident que si on se trouve en face d'un cas de péritonite aiguë consécutive à une appendicite perforante, on n'a pas le choix, la laparotomie avec lavage du péritoine s'impose.

Si, au contraire, il s'agit d'un abcès de la fosse iliaque, il faut l'ouvrir par l'incision dite de Mohammed.

Dans le cas d'abcès, il faut savoir limiter son intervention à l'incision et à l'évacuation du pus; il ne faut pas compliquer l'opération de la recherche ou de la résection de l'appendice.

La résection de l'appendice est indiquée entre deux crises, toutes les fois que l'appendicite récidive; car on ne sait jamais la gravité de la crise à venir, on sait seulement qu'elle viendra.

Préférer la laparotomie médiane, quand on opère entre deux crises, parce que cette incision donne une cicatrice plus solide et expose moins à l'éventration.

Senn dit que la résection de l'appendice à froid est une des opérations les plus simples et les plus bénignes de la chirurgie abdominale : l'intervention entre les crises est pourtant une opération sérieuse, grave, pouvant même entraîner la mort; cependant, ne pas hésiter à la conseiller, car elle a pour but d'éviter la perforation intestinale et ses suites.

Si on compare d'autre part l'opération faite à froid, en dehors des crises, avec celle qu'on entreprend, la main forcée par les accidents, on voit que la gravité dans ce second cas est incomparablement plus grande et que c'est là une des causes qui doivent nous faire conseiller l'intervention en dehors des crises.

Réséquer donc l'appendice toutes les fois qu'on est en face d'une appendicite à rechute; le danger couru par le malade qui se laisse opérer est minime en comparaison de celui auquel il s'expose, en attendant de nouvelles attaques.

Pot herat.

Appendicites suppurées. — L'intervention s'impose; il y a un abcès, il faut l'évacuer.

On ne discute guère que sur le moment de l'intervention. Les médecins et quelques chirurgiens veulent attendre, pour intervenir, que la suppuration soit manifeste. Ils arguent que l'on a vu des cas où la résolution s'est faite, alors que l'on pouvait croire à la suppuration.

L'expectation, opiacée ou non, expose le malade à des dangers graves, et du reste, il est assez facile, en suivant de près la température, l'état général, les frissons, de déceler de bonne heure la suppuration; l'intervention précoce parait préférable.

Appendicite subaiguë. — C'est ici que le conflit entre la médecine et la chirurgie atteint toute son acuité.

Depuis quelques années, en effet, on opère les malades atteints d'appendicite à rechute.

Or, beaucoup de médecins blâment cette intervention, faisant valoir que ordinairement, les malades guérissent très bien par le traitement médical, et qu'au pis aller, un abcès iliaque n'est pas un grave danger.

La chirurgie l'emportera, et il est avantageux qu'elle l'emporte, pour les raisons suivantess : les dangers qui menacent le malade sont plus grands et surtout plus graves que ne le disent les partisans de l'abstention.

En effet, le malade est exposé à la suppuration, et c'est déjà un accident qui n'est pas à dédaigner, car il peut être l'occasion d'une péritonite généralisée ; il peut provoquer des accidents à distance, comme la pleurésie purulente ; à la suite de la suppuration, des fistules stercorales peuvent persister.

Mais la suppuration n'est pas le seul danger, il y a aussi la perforation. Elle est rare, dira-t-on. Oui, mais si elle est rare, elle existe dans nombre de cas dignes de fixer l'attention, et elle est mortelle dans la presque totalité des cas, même avec l'intervention chirurgicale.

Que pourrait-on objecter à l'opération préventive ; à l'opération faite à froid, dans l'intervalle des accidents ?

Qu'elle est inutile ? Nous venons de montrer le contraire et la démonstration se fait chaque jour sur les pièces enlevées.

Qu'elle est dangereuse ? Mais d'après Terrillon, Terrier, Routier, Roux de Lausanne, et d'autres le succès est la règle, l'insuccès, l'exception, et la statistique de M. Quenu donne même, sur 42 cas d'opération, faite à froid, 42 guérisons, soit 100 sur 100.

Donc l'intervention chirurgicale trouve sa justification formelle dans les faits. Est-ce à dire que l'on devra y recourir d'emblée. Non, la guérison spontanée ou par un traitement médical, étant en somme très fréquente, on devra la rechercher.

La chirurgie devra intervenir :

1° Dans le cas de perforation, malgré le peu de chances de succès qu'elle offre au malade ;

2° Dans l'appendicite avec phlegmon iliaque. Il faudra alors chercher à faire le diagnostic précoce de la suppuration pour intervenir non pas hâtivement, mais rapidement.

3° Enfin, dans l'appendicite à rechute, quand les récidives deviennent multiples, plus rapprochées et plus sérieuses. L'ablation de l'appendice n'est pas grave et elle met à l'abri des accidents possibles de suppuration et de perforation.

ARTHRITE.

Tillaux.

Arthrite coxo-fémorale. — Au début, repos au lit.

Immobiliser le membre inférieur et le maintenir dans une bonne position pendant toute la maladie.

Une fois la maladie confirmée, mettre la gouttière de Bonnet.

S'il y a de la douleur et s'il y a menace de flexion de la cuisse, faire l'extension continue, avec 3 ou 4 kilogrammes.

S'il y a une attitude vicieuse, faire le redressement sous le chloroforme et mettre un appareil à extension continue.

Quand il se forme des abcès, si la collection est considérable, profonde et diffuse, l'ouvrir.

Dans le cas contraire, n'y pas toucher.

S'il y a des fistules qui permettent de constater que les os sont dénudés et nécrosés, ouvrir le foyer et réséquer les parties malades.

Arthrite traumatique du genou. — Repos au lit jusqu'à ce qu'il n'y ait plus ni douleurs, ni épanchement.

Compression ouatée, avec une bande de flanelle, de

tout le membre inférieur, jusqu'à la racine de la cuisse.

Si la synoviale est très distendue, ponction aspiratrice.

Arthrite spontanée non tuberculeuse du genou. — Immobilisation. Révulsifs.

Arthrite tuberculeuse du genou (Tumeur blanche). — Repos.

Révulsifs. Compression ouatée, enlevée et remise tous les huit jours. Ouvrir les abcès périphériques et laver le foyer.

Si le membre est dans une position vicieuse, le redresser.

Quand la maladie est limitée aux condyles du fémur et du tibia, faire la résection.

Arthrite du pied. — Au début : immobilisation dans un bandage inamovible ; révulsifs ; pointes de feu.

S'il se forme des fistules, les gratter avec la curette tranchante.

Quand les articulations sont envahies par la suppuration et remplies de fongosités, quand le tarse est envahi, faire l'amputation sous-astragalienne, ou, quand elle est impossible, l'amputation tibio-tarsienne.

P. Reclus.

Arthrite sèche. — I. TRAITEMENT CHIRURGICAL. — L'immobilisation et la compression, autrefois préconisées, sont plus nuisibles qu'utiles ; elles ne s'opposent pas à la production des ostéophytes qui s'élèvent autour des surfaces articulaires et limitent ou empêchent les mouvements. Un exercice modéré de la jointure est recommandé.

II. TRAITEMENT MÉDICAL. — Les médicaments internes sont à peu près sans valeur ; l'iodure de potassium ne donne plus les succès que Houël croyait avoir observés; les applications sur la peau de teinture d'iode sont sans effet; on peut en dire autant des douches sulfureuses, de l'hydrothérapie, des bains froids; on ne comptera pas non plus sur l'action des eaux minérales.

ARTHROPATHIES.

Félix Guyon.

Les moyens destinés à rendre à la jointure son action s'adressent directement à elle, à ses parties périphériques, au membre. Au point de vue de la jointure, ils sont pour ainsi dire intra-articulaires et extra-articulaires; au point de vue du membre, ils s'exercent non seulement sur les organes du mouvement, c'est-à-dire sur les muscles, mais encore sur la peau, sur le tissu cellulaire superficiel et profond.

Ce sont : le mouvement, le massage, les frictions, la température, l'électricité, la balnéation.

De tous ces moyens, le mouvement est le plus essentiel, celui qui s'adresse directement à l'articulation, qui aura sur sa cavité, sur ses surfaces, sur toutes ses parties constitutives, l'action la plus efficace.

Son influence ne se limite pas d'ailleurs à la mise en jeu des surfaces articulaires.

Les parties ambiantes, le membre tout entier en éprouvent les effets. Mais ces mouvements périphériques et à distance et ce glissement réciproque des parties molles sont plus efficacement obtenus par le massage profond. Les impulsions alternatives qu'elles subissent sous l'influence de pressions répétées et qui se reproduisent en divers sens réalisent le mouvement; elles l'étendent aux différentes couches constitutives du membre. L'électrisation faradique met les muscles directement en jeu.

Tous ces mouvements partiels ne se réalisent, dans leur ensemble, que lorsque le membre reprend ses fonctions. Mais cette dissociation élémentaire est la condition voulue pour arriver à ce but final.

Le massage, qui agit dans la production et dans la restitution du mouvement, a surtout à remplir un rôle modificateur. Il a pour principal effet de favoriser les résorptions, il est avant tout éliminateur. Son action est aussi bien utilisée pour favoriser la disparition d'un épanchement séro-sanguin, par exemple, que celle des engorgements qui épaississent les tissus.

Les frictions, les douches, la chaleur, l'électricité sous forme de courants continus agissent aussi dans le même sens.

La balnéation, qui emprunte une part de ses effets à l'action de la température, ne communique pas directement le mouvement, mais elle le favorise nettement. Elle rend les mouvements d'ensemble possibles, alors que, en dehors de son influence, les mouvements partiels sont seuls obtenus.

BEC-DE-LIÈVRE.

Le Dentu.

Ne pas opérer les becs-de-lièvre très compliqués, avant que l'enfant offre une résistance suffisante (18 mois à 2 ans). La restauration de la voûte palatine n'offre pas de danger, à partir de 5 à 6 ans.

Lannelongue.

Bec-de-lièvre simple. — Après avoir taillé un lambeau aux dépens d'une des lèvres de la solution de continuité, se contenter de pratiquer sur l'autre lèvre un avivement extrêmement superficiel, de façon à diminuer autant que possible la perte de substance.

Duplay.

Bec-de-lièvre compliqué. — Après avoir avivé les bords de la solution de continuité osseuse, fracturer le maxillaire supérieur à son union avec l'os incisif, puis refouler en arrière ce dernier os ainsi mobilisé.

La saillie de l'os incisif ayant disparu, il devient alors facile de pratiquer, comme à l'ordinaire, la suture de la fente labiale.

BLÉPHARITE.

Arm. Trousseau.

I. TRAITEMENT GÉNÉRAL. — S'adresser d'abord à la diathèse. Donner de l'huile de foie de morue, du fer, des vins iodés, de l'arséniate de soude, etc.

Quelle que soit la variété de blépharite, éviter à l'aide de verres légèrement noircis la lumière trop vive, les poussières; fuir tout séjour dans un air vicié, surchauffé ou altéré par la fumée de tabac.

II. RÉGIME. — Prohiber sévèrement les salaisons, la charcuterie, les crustacés, le poisson, les boissons alcooliques, le thé, le café.

III. TRAITEMENT LOCAL. — Laver souvent les yeux à l'eau chaude, afin de les débarrasser des croûtes, lamelles ou concrétions du bord des paupières.

Chaque matin, appliquer sur les yeux, pendant un quart d'heure, des compresses tièdes trempées dans la solution suivante :

Eau . . . . 300 gr.
Sulfate de zinc . . . . 3 —

Si l'irritation palpébrale est due à un pince-nez, porté trop près des cils qu'il comprime, changer la monture.

Blépharite érythémateuse. — Soumettre les malades à des cathétérismes réguliers des canaux conducteurs des larmes.

Prescrire aux astigmates des verres cylindriques.

Eczéma du bord palpébral. — Le traiter d'une façon différente, suivant qu'il y a réaction inflammatoire ou non.

S'il y a inflammation, lotionner les yeux avec la solution suivante, chauffée au bain-marie :

> Eau........................... 350 gr.
> Acide borique................. 12 —

La nuit, appliquer des cataplasmes de fécule tièdes, arrosés de cette même solution.

Si l'inflammation est tombée, mettre sur les paupières, trois fois par jour, pendant une demi-heure chaque fois, des compresses tièdes recouvertes de gutta-percha laminée, trempées dans de l'eau additionnée de XX gouttes d'alcool pour un verre d'eau.

Le soir, enduire le bord ciliaire avec une petite quantité de la pommade suivante :

> Vaseline..................... 10 gr.
> Oxyde de zinc................ 0 — 50 à 1 gr.

Dans les formes chroniques, faire usage de la pommade suivante :

> Vaseline .... 10 gr.
> Précipité rouge .... 5 centigr.

ou, si l'eczéma est tout à fait torpide, de la pommade suivante :

Vaseline.......................... 10 gr.
Huile de cade..................... 1 —

Blépharite pityriasique. — Mettre sur les paupières, matin et soir, pendant dix minutes, des compresses tièdes, trempées dans la solution astringente de sulfate de zinc à 1 gramme pour 100 grammes.

Le soir, enduire les paupières avec :

Vaseline......................... } $\bar{a}\bar{a}$ 5 gr.
Lanoline .... }

ou avec la pommade au précipité rouge, ou avec :

Vaseline..... .... 10 gr.
Oxyde jaune de mercure........... 1 —

En cas de démangeaisons, prescrire plusieurs onctions par jour avec :

N° 1. Vaseline .... 10 gr.
    Résorcine............... 1 —

N° 2. Vaseline .... 10 gr.
    Acide phénique ... ... 50 centigr.

Blépharite ulcéreuse. — Nettoyer la base des cils, enlever les croûtes avec une pince et appliquer sur les yeux des compresses trempées dans :

N° 1. Eau .... 350 gr.
    Acide phénique....... 2 — 50

N° 2. Eau................... 300 gr.
    Sublimé corrosif........ 10 centigr.

Employer ces compresses chaudes et les maintenir en place pendant une demi-heure, deux ou trois fois par jour.

Quand les paupières sont désinfectées et débarrassées des produits de sécrétion, s'adresser aux ulcérations qu'on guérit, soit en les cautérisant avec la pointe effilée du crayon au nitrate d'argent, soit en les badigeonnant avec un pinceau trempé dans :

Eau .... 15 gr.
Nitrate d'argent .... 20 centigr.

Fréquemment, il est utile d'arracher les cils.

Quand les ulcères sont torpides, les toucher avec la teinture d'iode pure.

Quand les ulcérations sont cicatrisées, mettre des compresses astringentes, matin et soir ; la nuit, se servir de la pommade au précipité rouge.

Valude.

La notion étiologique domine tout le traitement des blépharites, qu'il faut diviser en deux grandes classes : 1° la *blépharite scrofuleuse*; 2° la *blépharite ciliaire, herpétique, eczémateuse*.

Blépharite scrofuleuse. — Elle se présente sous deux aspects différents :

1° La *forme hypertrophique*, connue anciennement sous le nom de *tylosis*, assez rare du reste, caractérisée par le gonflement des paupières, l'absence d'ulcérations et de croûtes au bord des cils.

2° La *forme ulcéreuse*, bien plus fréquente, où l'on voit, à la base des cils, des boutons jaunâtres, purulents, donnant lieu à des croûtelles, sous lesquelles se forment des exulcérations.

I. TRAITEMENT GÉNÉRAL. — Quelle que soit la variété de blépharite scrofuleuse, il faut instituer immédiatement le traitement antiscrofuleux, en se rappelant que le séjour au bord de la mer ne convient pas à ces malades, si ce n'est dans certaines conditions, sur des plages bien abritées, dépourvues de sable fin.

On doit ensuite combattre la cause occasionnelle de l'affection qui est souvent soit le séjour dans un milieu à air confiné ou vicié, soit une rhinite.

Arracher les cils déviés.

II. TRAITEMENT LOCAL. — Il variera dans les deux formes :

1° *Blépharite hypertrophique.* — On commencera par laver les yeux avec de l'eau boriquée chaude à 4 pour 100.

Le soir, on appliquera au bord des paupières un peu de la pommade suivante :

> Précipité rouge............... 0 gr. 10
> Vaseline.. .... 10 —

Si la forme est torpide, on ajoute à la pommade 0 gr. 50 de sous-acétate de plomb.

Si la pommade précédente ne réussit pas, on peut recourir à la pommade au précipité jaune :

> Précipité jaune.............. 0 gr. 20
> Vaseline..................... 10 —

Cette pommade donne les meilleurs résultats, quand la cornée se prend.

2° *Blépharite ulcéreuse.* — Tant que les yeux sont collés, on prescrit l'application de cataplasmes de fécule. Les cataplasmes de pomme cuite, en usage dans les familles, peuvent être conservés en raison de l'action astringente de l'acide malique.

Si les ulcérations sont peu prononcées, il suffit de les laver avec de l'eau boriquée ou de l'eau blanche faible.

Lorsqu'elles sont plus accusées, il faut cautériser chaque point ulcéré avec le nitrate d'argent. Elles ont été touchées, dans les cas rebelles, avec une solution de sublimé à 1 pour 500.

Blépharite herpétique. — C'est la forme la plus habituelle chez les adultes. Elle est, en général, liée à l'état herpétique, et souvent causée par des rétrécissements des voies lacrymales.

On ne trouve plus les crénelures ni les ulcérations de la blépharite scrofuleuse ; il n'y a plus de déviation des paupières ni des cils. Mais à la base des cils, on voit des croûtes gris-jaunâtre ; le bord libre des paupières est le siège de squames, de croûtelles, de plaques d'eczéma qui peuvent s'étendre et gagner la peau de la paupière et les joues.

I. Traitement général. — Il faut avant tout combattre l'état diathésique, réglementer le régime alimentaire et s'attaquer aux causes occasionnelles : rétrécissement des voies lacrymales, séjour dans un milieu à poussières.

II. Traitement local. — Il variera suivant l'âge de la lésion :

1° *Forme pityriasique.* — Au début, lorsque les paupières sont peu collées le matin et ne présentent que des squames, on aura recours aux lavages avec l'eau boriquée chaude.

S'il y a démangeaison, on prescrira la pommade suivante :

Oxyde de zinc..........	0 gr, 25 à 0 gr, 50
Vaseline............	10 —

2° *Forme eczémateuse,* avec croûtes gagnant la joue. — On ordonnera les cataplasmes froids de fécule pour faire tomber les croûtes ; les lavages à l'eau boriquée concourront au même but.

Quand on aura bien décapé la région, on emploiera la poudre d'amidon et la pommade à l'oxyde de zinc.

3° *Eczéma chronique.* — On appliquera, pour la nuit, sur les paupières, un petit linge enduit de l'emplâtre suivant :

Emplâtre de diachylon............ 10 gr.
Vaseline....................... 40 —

La vitalité des parties pourrait encore être réveillée par l'huile de cade ou bien par l'attouchement avec le liquide suivant :

Eau de laurier-cerise........... 20 gr.
Glycérine .... 5 —
Acétate de zinc cristallisé...... 0 — 20

Ce mélange très énergique doit être employé avec prudence.

On peut encore, dans le même but, employer les solutions de nitrate d'argent de plus en plus concentrées et passées légèrement à l'aide d'un pinceau sur les excoriations eczémateuses des téguments palpébraux : cette variété de l'affection est très tenace ; il faut parfois en venir aux attouchements avec le crayon de nitrate d'argent.

Enfin, le sublimé, employé à doses concentrées à 1/100°, 1/50°, à 1/10° même, peut être appliqué sur l'eczéma des paupières sous forme de badigeonnages; il donne, comme le nitrate d'argent, de bons effets.

CALCULS SALIVAIRES.

Le Dentu.

Calculs de la glande sous-maxillaire.—Le traitement consiste dans l'ablation des calculs par la voie buccale.
On place un bâillon du côté opposé à celui qui est

atteint et on amène la glande latéralement à l'aide d'une pince à langue.

Une incision superficielle conduit sur les calculs occupant le canal; s'ils siègent dans la glande, cette incision doit être plus profonde.

Lorsque la glande est très altérée par l'inflammation chronique, il est indiqué d'en faire l'extirpation; cette extirpation ne peut être effectuée convenablement que par la région sus-hyoïdienne; il n'y a pas à craindre de fistule consécutive.

Duplay.

Calculs dans la glande sous-maxillaire. — Si le calcul siégeait dans la glande elle-même, et qu'on dût opérer par la région sus-hyoïdienne, il faudrait éviter d'inciser la muqueuse buccale, pour ne pas avoir à redouter une fistule persistante.

Terrier.

Calculs salivaires. — Si la glande est indurée, remplie de calculs, le seul traitement possible est l'extirpation de l'organe.

Kirmisson.

Calculs salivaires. — Pratiquer l'extraction des calculs, à travers l'orifice normal du conduit, si la chose est possible; si non, à l'aide de débridements.

CANCER DE LA LANGUE.

P. Reclus.

Cancer récent, bien limité. — Il faut intervenir : il y a des chances de succès et moins de dangers de récidives.

Cancer dont les lésions s'étendent jusqu'au pilier antérieur. — S'abstenir, à moins de circonstances exceptionnellement sérieuses et de complications qui « forcent la main » du chirurgien. La récidive n'en est pas moins toujours une éventualité menaçante. C'est ici, plus qu'ailleurs encore, le moment de répéter : « La chirurgie du cancer n'est jamais une chirurgie triomphale. »

Quenu.

Le danger de la récidive ne tient pas tant à l'extension locale plus ou moins étendue de la tumeur qu'à la propagation de l'infection aux ganglions éloignés.

CANCER DU RECTUM.

Verneuil.

Pratiquer la *rectotomie* linéaire, au moyen de l'écraseur ou de l'anse galvanique. La section du rectum doit être verticale et dépasser par son extrémité supérieure les limites supérieures du mal. Elle comprend la section du rectum, du sphincter anal et des parties molles ano-coccygiennes, sur une étendue plus ou moins longue.

Léon Le Fort.

Pratiquer la *colotomie*. Deux méthodes : la *colotomie iliaque*, et la *colotomie lombaire*.

COLOTOMIE ILIAQUE. — La colotomie iliaque gauche consiste à inciser l'abdomen en avant, dans la région iliaque gauche, à fixer l'S iliaque et à créer un anus contre nature.

Colotomie lombaire. — Elle est pratiquée en arrière, dans la région lombaire.

Prendre les précautions antiseptiques indispensables.

Premier temps. — Faire une incision de 8 à 10 centimètres, étendue de l'épine iliaque antéro-supérieure à l'angle formé par la masse sacro-lombaire et la douzième côte. Le milieu de cette incision doit se trouver à l'intersection de cette ligne et d'une ligne verticale, parallèle à la masse commune, qui sera élevée de la crête iliaque, à 2 centimètres en arrière de son milieu vers la douzième côte.

Deuxième temps. — Sectionner la peau et le tissu cellulaire, les muscles grand oblique et grand dorsal jusque sur l'aponévrose commune au petit oblique et au transverse. Soulever à ce moment le bord externe du muscle carré des lombes qu'on reporte en dedans et inciser avec précaution les aponévroses du transverse et du petit oblique.

Troisième temps. — Écarter avec la sonde cannelée le tissu cellulo-graisseux et découvrir l'intestin. Il ne reste plus qu'à le fixer à la plaie.

P. Reclus.

Cancer de l'S iliaque et de l'extrémité supérieure du rectum. — 1° Si le cancer est petit, mobile, circonscrit et implanté sur l'S iliaque, l'incision de Littre permet d'attirer la tumeur au dehors; l'exciser, adosser les deux bouts de l'intestin l'un à l'autre et les fixer à la paroi abdominale, quitte plus tard à essayer d'oblitérer cet anus artificiel.

2° Dans ces mêmes conditions de volume, si le cancer s'implante sur l'extrémité supérieure du rectum, faire une incision sur la ligne blanche, exciser le cancer, oblitérer complètement le bout inférieur que l'on transforme en cul-de-sac, et fixer le bout supérieur en anus artificiel aux lèvres de l'incision.

3° Enfin si le cancer est diffus ou s'il siège sur une partie du rectum inaccessible par la paroi abdominale, et si l'extirpation par la région anale est impossible, se contenter de pratiquer l'anus de Littre.

Peyrot.

I. Traitement chirurgical. — En présence d'un cancer du rectum et surtout de ces cancers à évolution latente où les premiers symptômes manifestes sont ceux de l'occlusion intestinale chronique ou suraiguë, le rôle du chirurgien consistera à pratiquer presque toujours un anus iliaque.

Les malades peuvent, pendant quelque temps, bénéficier de cette opération, surtout tant qu'il ne se produira pas d'ulcération soit du cancer, soit de la muqueuse intestinale.

II. Traitement médical. — Il n'a pas une grande influence sur la maladie. Calmer la douleur, faciliter les garde-robes, maintenir aussi longtemps que possible l'état général, telles sont les seules ressources que peut fournir la thérapeutique médicale.

Pozzi.

Pratiquer la rectotomie linéaire au bistouri, après résection du coccyx et de la dernière vertèbre sacrée, qui seule a permis de dépasser le rétrécissement. Enlever la tumeur latérale rétrécissant le rectum, après avoir passé derrière elle une série de sutures en chaîne. Terminer l'opération par la suture de la muqueuse rectale à la peau, et la création d'une large ouverture anale en forme de vulve, remontant jusqu'à la brèche faite dans le sacrum et cachée dans la rainure interfessière.

Routier.

Après les précautions antiseptiques habituelles, faire l'ablation des parties du rectum atteintes par le néo-plasme. Cette ablation est rendue facile par la résection du sacrum.

Placer le malade endormi dans le décubitus latéral droit.

Premier temps. — Conduire un peu à gauche et en dehors des apophyses épineuses sacrées une incision rectiligne commençant à la ligne transversale, unissant les épines iliaques postérieures et supérieures et finissant à 1 centimètre au-dessus de la pointe du coccyx, soit à 5 centimètres environ de l'orifice anal.

Deuxième temps. — L'incision faite, pratiquer la résection de tout le coccyx, en le dénudant de haut en bas pour respecter le tissu fibreux du raphé. Compléter cette résection par la section à la gouge de la corne latérale gauche du sacrum.

Troisième temps. — Le rectum est alors saisi, facilement détaché du sacrum en arrière, plus difficilement du vagin en avant. Dans ces manœuvres, le cul-de-sac péritonéal est ouvert. Agrandir cette ouverture et la tamponner avec une éponge montée.

Quatrième temps. — Jeter un fil de soie au-dessus du cancer, un autre au-dessous, un troisième en anse fixe le mésorectum et permet à un aide de l'abaisser facilement. Enlever les ganglions altérés et la partie malade. Tamponner à la gaze iodoformée les deux bouts de l'intestin. Cette extirpation terminée, refermer le cul-de-sac péritonéal au catgut. Fixer le bout supérieur au bout inférieur par un double plan de sutures : un plan pour la muqueuse, un plan pour la musculeuse.

La plaie sacrée est laissée ouverte et tamponnée à la gaze iodoformée.

CANCROIDE.

Valude.

Cancroïde de l'angle interne des paupières. — Le traitement doit être essentiellement énergique. L'exérèse sanglante doit être pratiquée largement et, si la tumeur a gagné les fosses nasales, le chirurgien n'hésitera pas à l'y poursuivre, en s'aidant d'un large débridement des cavités envahies.

Le procédé mis en pratique doit être le suivant :

Section du nez jusqu'à la base par une incision portant tout à côté de la ligne médiane; section des parties molles et des cartilages avec les ciseaux, de la branche montante du maxillaire et des os propres du nez avec la pince de Liston. La partie latérale du nez est ensuite ouverte comme un volet et, la cavité nasale étant mise à découvert, la destruction du néoplasme et de ses prolongements s'exécute aisément.

Quand le cancroïde n'est pas étendu au delà de l'entrée du canal nasal, on peut s'attendre à une guérison définitive. Dans ce cas d'ailleurs, en raison des récidives qu'on pourrait avoir à réprimer, il faut panser à plat et s'abstenir de toute restauration autoplastique immédiate.

Dans les cas plus graves, où on doit poursuivre le mal jusque dans les fosses nasales et les sinus, l'opération, tout en ne donnant qu'un résultat temporaire, est encore à recommander, en raison du soulagement marqué, qu'elle apporte au malade.

CATARACTE.

Panas.

Cataracte supra-mûre. — L'immaturité de la cataracte consiste, au point de vue anatomo-pathologique, dans la non-opacification des couches supérieures et antérieures du cristallin.

Il y a deux processus d'opacification : l'un aboutissant à la *cataracte dure*, l'autre à la *cataracte molle*.

Le cristallin, qui est un épithélium, subit la dégénérescence sénile. Tout autour du noyau ainsi sclérosé les couches périnucléaires s'altèrent et prennent une couleur grisâtre, puis le processus finit par gagner les couches sous-cristalloïdiennes. La cataracte n'est presque jamais capsulaire. Seul, l'épithélium hexagonal sous-capsulaire peut être atteint. La maturité ne commence donc que quand le processus a gagné toutes les couches de la cristalloïde antérieure. On extrait le cristallin en laissant la capsule, et si la cataracte n'était pas mûre, les fibres resteraient adhérentes à la capsule qui, déjà en voie de s'opacifier, amènerait une cataracte secondaire au bout de quelques jours.

La maturité peut donc se définir : le détachement spontané des fibres cristalliniennes de leurs adhérences antérieures.

Dans la cataracte supra-mûre, le cristallin est devenu une véritable poche kystique, qu'il suffit de piquer pour qu'elle se vide. Mais à une période plus avancée, la cataracte peut avoir contracté des adhérences avec l'iris ; il peut se faire aussi que la zonule soit rompue ou facile à rompre, ce qui amènerait une luxation du cristallin en même temps qu'une cataracte. Dans ce cas, l'humeur vitrée s'échappera au premier coup de couteau.

On voit donc l'importance du diagnostic, l'intervention variant suivant les cas.

En cas d'adhérences de l'iris, on doit pratiquer l'iridectomie.

S'il y a luxation du cristallin, on doit faire une sphinctérectomie, et extraire le cristallin dans sa totalité avec la cuiller de de Graëfe. L'opération doit être faite sous le chloroforme, de façon à ce que le malade ne puisse remuer, ce qui ferait écouler de l'humeur vitrée.

Cette technique n'occasionne pas de réaction et donne de remarquables résultats.

Antisepsie de l'œil dans l'opération de la cataracte. — Aujourd'hui qu'on fait une rigoureuse antisepsie, les accidents suppuratifs, consécutifs à l'opération, sont devenus extrêmement rares.

L'asepsie absolue et préalable du champ opératoire, surtout des paupières et des culs-de-sac, au moyen de la solution de biiodure au vingt-millième, suffit en général; pourtant il y a parfois encore des accidents de suppuration.

En étudiant le mécanisme de la suppuration, on constate, tout d'abord, d'une façon constante, que les bords libres des paupières contiennent, surtout à la paupière inférieure, des microbes donnant toujours des cultures de staphylocoques *aureus* ou *albus*. Ces cultures, inoculées dans l'œil de lapins, produisent souvent des abcès et même la fonte purulente de l'œil.

L'œil du sujet en expérience sur lequel on recueille les sécrétions que l'on ensemence étant, au préalable, lavé avec la solution biiodurée (bords libres et culs-de-sac), on a encore des cultures fertiles, mais en moindre quantité.

Après ce lavage, si on brosse le bord palpébral et les culs-de-sac avec l'huile biiodurée, les cultures sont, cette fois, presque stériles.

Elles le deviennent tout à fait lorsqu'on procède ainsi : d'abord lavage au biiodure au vingt-millième, puis dégraissage avec le carbonate de soude, brossage avec l'huile biiodurée au deux-millième et maintien d'une couche de cette huile en contact avec les bords palpébraux et les culs-de-sac pendant quinze heures.

On n'a jamais d'irritation par ce moyen et le résultat le plus net est une asepsie absolue du champ opératoire, vérifiée bactériologiquement ; cent soixante-dix opérations de cataracte, pratiquées après application de cette méthode, n'ont pas donné un cas de suppuration.

Le problème de l'asepsie absolue du champ opératoire dans la cataracte parait donc résolu.

Terrier.

Les divers procédés d'extraction de la cataracte peuvent être rangés sous les trois chefs suivants :

1o *Extraction à grand lambeau*, ou *méthode de Daviel.* — La caractéristique de cette méthode, c'est que le lambeau intéressant, la demi-circonférence de la cornée, est situé tout entier dans l'épaisseur de cette membrane.

Les inconvénients de la méthode de Daviel sont de faire une plaie trop large au globe oculaire et de former un lambeau cornéen si vaste que sa nutrition est quelquefois compromise.

2o *Extraction linéaire de de Graefe.* — Ici on s'éloigne, au contraire, de la cornée, pour faire une incision rectiligne dans le limbe scléro-cornéen, à très peu de distance par conséquent de la périphérie de l'iris et du corps ciliaire.

L'opération de de Graefe fait une plaie qui, se rapprochant autant que possible de la forme d'un grand cercle de la sphère oculaire, se ferme avec la plus grande facilité; mais elle expose à de graves accidents, vu la proximité du corps ciliaire et de la zone de Zinn. Aussi aujourd'hui a-t-on adopté une méthode intermédiaire.

3° *Extraction à petit lambeau intracornéen, avec ou sans iridectomie.*

Galezowski.

Extraction des cataractes incomplètes. — Les cataractes incomplètes sont de deux sortes :

Les unes, corticales, striées, opaques surtout dans le segment postérieur, conservent leur transparence dans les couches aussi bien que dans le noyau.

Les autres, au contraire, sont anciennes et stationnaires, et ont une capsule en partie opaque.

Dans l'un comme dans l'autre cas, on a affaire à une lentille volumineuse, qui se désagrège difficilement au moment où elle doit s'engager dans la plaie. Elle presse sur l'iris, contusionne sa surface postérieure et entraîne avec elle une partie de la couche pigmentaire. C'est à cette contusion et à ce froissement de la surface postérieure de l'iris, que doivent être attribués les phénomènes d'iritis qui se développent dans les cinq à six premiers jours après l'opération, et qui entraînent, même dans les cas favorables, l'adhérence de l'iris avec la capsule et les cataractes secondaires.

Pour obvier à ces accidents, il faut agrandir le champ pupillaire, en ajoutant à ce procédé opératoire d'extraction à lambeau semi-elliptique la *sphinctérotomie*. Par ce moyen, on évite la contusion de l'iris et le traumatisme. Une simple section du sphincter pupillaire est insignifiante, ne donne presque pas de sang, et facilite considérablement la sortie de la masse cristallinienne.

Il y a dix ans que j'ai proposé de revenir à la méthode française *d'extraction sans iridectomie*. Les résultats sont très satisfaisants. Sur 1,805 cataractes opérées à ma clinique, depuis le 28 août 1882 jusqu'au 2 mai 1892, il y a : Hommes, 1,079; femmes 726. Extractions avec lambeau semi-elliptique sans iridectomie, 1,490; extraction avec iridectomie, 241: iritis consécutive, 40; hernie de l'iris, 15; phlegmon, 18; cataracte secondaire ayant exigé une discision, 364; irido-choroïdite consécutive, 23. Chez 1,496 malades, l'acuité visuelle a été 1. Ce dernier résultat constitue un réel avantage. En outre, la plaie étant éloignée du bord scléro-cornéen, l'œil se trouve, par cela même, à l'abri du prolapsus du corps vitré, contrairement à ce qui existe dans d'autres méthodes, où la plaie est trop périphérique. La hernie de l'iris n'est pas non plus à craindre.

Il faut pratiquer la *sphinctérotomie*, toutes les fois que la sortie de la cataracte présentera quelques difficultés, qu'elle soit incomplète ou trop volumineuse. Cette *sphinctérotomie* pourra être pratiquée, soit avant l'expulsion du cristallin, soit immédiatement après, si l'on s'aperçoit que l'iris a été trop froissé, contusionné par la cataracte à sa sortie.

C'est dans les cataractes incomplètes de toutes formes et de toute nature, et même dans les cataractes sub-luxées, que la sphinctérotomie, pratiquée avant l'expulsion du cristallin, sera très avantageuse; elle facilitera ce temps de l'opération et préviendra les iritis et les irido-choroïdites.

CATHÉTÉRISME DE L'URÈTRE.

Félix Guyon.

Le cathétérisme de l'urètre est une opération ayant pour but de conduire à travers l'urètre un instrument de forme et de consistance appropriées, que l'on veut faire pénétrer dans la vessie.

Cette traversée, courte et simple chez la femme, est complexe et longue chez l'homme : c'est surtout pour pratiquer le cathétérisme chez ce dernier qu'il importe de se conformer à certains principes.

Le cathétérisme doit se faire comme un toucher : lorsqu'on introduit un doigt dans un conduit quelconque, c'est avec la pulpe que l'on reconnaît les parties que l'on veut examiner. De même, lorsqu'on fait le cathétérisme, on reconnaît la voie à parcourir avec l'extrémité de l'instrument, quelle que soit d'ailleurs la forme de cet instrument. De telle sorte que, pour bien opérer, il faut recueillir toutes les sensations que donne l'extrémité de l'instrument dans le voyage qu'elle accomplit.

D'autre part, il faut s'attacher à savoir quelles sont les régions de l'urètre avec lesquelles on se trouve en contact.

Pour être en mesure de faire utilement l'examen de de l'urètre malade, il faut connaître très exactement ce que peut donner cet examen à l'état physiologique.

I. EXPLORATION DE L'URÈTRE NORMAL. — Lorsqu'on explore un urètre normal, cet examen doit porter sur trois points principaux : la *sensibilité*, la *capacité* ou *extensibilité* et les *sécrétions*.

Pour la *sensibilité*, l'explorateur à boule est l'instrument de choix, car il permet d'examiner ainsi un point très limité. On trouve alors deux modes de sensibilité : celle qui existe sur toute l'étendue de la muqueuse qui est obtuse et va rarement jusqu'à la cuisson; et celle qui existe dans la portion membraneuse; il y a là toujours une sensibilité très vive, mais qui varie suivant les sujets. Elle est d'ailleurs limitée à un espace très restreint : mais cette sensibilité est tout à fait normale et elle peut même indiquer la région où l'on se trouve.

L'étude de la *capacité* de l'urètre montre qu'il existe un peu d'étroitesse à l'entrée et aussi au point douloureux. A l'entrée, il existe souvent une atrésie véritable et on a coutume de dire que c'est le méat qui est rétréci; mais le plus habituellement c'est un peu en arrière du méat qu'existe cette étroitesse, et c'est là qu'il faut faire le débridement. Quant à la portion membraneuse, elle ne résiste, à l'état physiologique, que si elle est très sensible; ce qui le montre, c'est qu'on observe alors en même temps la résistance et la douleur. Cette coïncidence ne se voit pas ordinairement dans le rétrécissement vrai.

L'étude des *sécrétions* fournit encore des renseignements intéressants. On peut les observer, en effet, à l'état normal et, chez certains sujets, il suffit d'une très faible excitation pour les produire. Le plus souvent il se produit une sécrétion un peu filante que les malades considèrent comme du sperme. C'est la sécrétion des glandes bulbo-urétrales, qui arrive très facilement au méat. Mais il y a des sujets qui, même sans aucune excitation, présentent la même sécrétion. Ce sont des individus normaux, mais qui cependant sont toujours des névropathes et arrivent très rapidement à l'état de spermatorrhéiques imaginaires.

Cette sécrétion bulbo-urétrale est à peu près la seule que l'on rencontre à l'état normal. Pourtant l'urètre postérieur peut, dans quelques cas, fournir une sécrétion blanchâtre, opaque, qui est provoquée soit par le cathétérisme soit par la défécation; il s'agit alors du liquide prostatique.

Lorsqu'on passe de l'urètre antérieur dans l'urètre profond, l'opérateur a toujours une sensation de résistance; le malade éprouve toujours un sentiment presque douloureux, en tout cas beaucoup plus vif que dans tout autre moment du cathétérisme.

Un autre moyen, c'est la palpation. On n'a qu'à
toucher l'urètre dans toute son étendue et l'on reconnaît bientôt l'extrémité de l'instrument.

II. EXPLORATION DE LA PROSTATE. — L'examen
de la prostate nécessite l'emploi de plusieurs procédés.

L'exploration par l'urètre donne les renseignements
les plus certains; c'est alors encore le même explorateur à boule qui doit être utilisé : à l'état normal,
on ne doit éprouver dans cette région aucune sensation particulière.

Si l'on veut ensuite examiner plus loin et pénétrer
dans la vessie, il faut alors prendre un cathéter métallique à petite courbure; on explore ainsi facilement
le voisinage du col de la vessie.

III. TOUCHER RECTAL. — Employer les deux
mains et examiner le malade, non sur le côté, comme
on le faisait autrefois, mais bien sur le dos. On doit
procéder, comme on le fait dans le toucher vaginal, en
appuyant une des mains sur l'abdomen. La prostate
doit avant tout avoir une consistance régulière dans
toutes ses parties, quoique plus ou moins volumineuse.
De plus, à l'état normal, elle est insensible à la pression; mais il faut bien savoir que si la pression du doigt
est exercée un peu plus bas, elle peut provoquer de la
sensibilité, parce qu'alors c'est la portion membraneuse qui est en jeu. Il faut avoir cette notion bien
présente à l'esprit pour ne pas commettre d'erreur.

IV. CATHÉTÉRISME AVEC LES DEUX MAINS. —
Il faut faire le cathétérisme avec les deux mains;
le rôle de la main droite est de conduire l'instrument et d'agir par propulsion sur cet instrument;
la main gauche vient à son secours, en préparant
la voie par la façon dont elle agit sur la verge, par
la manière dont elle dispose l'urètre. Il faut que la

main droite puisse toujours n'agir qu'au minimum, qu'elle ne développe aucune espèce de force. C'est le rôle de la main gauche de le lui permettre.

V. CATHÉTÉRISME AU MOYEN DES INSTRUMENTS. — Comment doit-on faire le cathétérisme au moyen des divers instruments qui servent à cette manœuvre?

1° *Instruments souples.* — Lorsqu'on se sert d'un instrument *souple*, cet instrument est conduit par les parois de l'urètre, surtout par la paroi inférieure, bien plus que par la main : or la paroi inférieure étant distensible et dépressible, elle peut se plisser devant l'extrémité de l'instrument et lui faire obstacle en la coiffant. Aussi faut-il glisser sur elle, sans appuyer : pour cela, la main gauche cherche à diminuer la dépressibilité de la paroi inférieure, en tirant sur la verge, en l'amenant vers la paroi abdominale, dans la direction de l'ombilic. Il faut simuler l'érection, qui est la position où la paroi inférieure est le plus tendue.

2° *Instruments rigides.* — Lorsqu'on se sert d'un instrument *rigide*, ce n'est plus le canal qui va conduire l'instrument, c'est la main ou plutôt ce sont les deux mains. On peut alors diviser le cathétérisme en trois temps : le premier a pour but de parcourir tout l'urètre antérieur; le second, d'entrer dans l'urètre postérieur; le troisième de compléter la pénétration.

La manœuvre diffère suivant qu'on se sert d'instruments coudés ou d'instruments courbes.

A. *Instruments coudés.* — Il faut présenter l'instrument *coudé* à l'urètre suivant son axe transversal : on augmente ainsi la tension de la paroi inférieure. L'instrument est donc dirigé perpendiculairement au pli de l'aine et on le fait glisser jusqu'à ce qu'il arrive au fond de la portion membraneuse. On est arrêté à ce moment, mais il faut se garder de faire un effort. Avec la main gauche, on augmente la tension de la verge que l'on couche davantage sur l'abdomen. L'instrument, qui est seulement soutenu par la main droite, mais que la main gauche dirige par l'intermédiaire de la verge, se présente à la portion membraneuse et la plupart du temps y pénètre de lui-même.

Le *premier temps* s'achève par une sensation de pénétration, et cette sensation a pour résultat de permettre d'abaisser le pavillon de la sonde ou de le voir s'abaisser de lui-même.

Le *second temps*, qui permet de pénétrer dans l'urètre postérieur, est déjà accompli.

Le *troisième temps* consiste à compléter la pénétration de l'instrument qui n'a plus qu'une courte étape à parcourir pour être dans la vessie. C'est encore la main gauche qui facilite la pénétration et peut même la compléter par une manœuvre qui consiste à placer la main à plat au devant du pubis et à abaisser la racine de la verge jusqu'au-dessous de l'arcade. Ce troisième temps du cathétérisme peut être facile ou difficile, suivant les sujets.

Lorsque la prostate est normale, le deuxième et le troisième temps se confondent. Lorsque la prostate est déformée et amplifiée, on se trouve en présence de plus grandes difficultés; il est donc important de séparer ce troisième temps du deuxième.

B. *Instruments courbes.* — Il n'en est pas de même, lorsqu'on se sert d'un instrument *courbe*; la manœuvre est plus simple; la difficulté est de pénétrer dans la portion membraneuse, surtout quand on se sert d'instruments à grandes courbures.

On place d'abord le cathéter parallèlement au pli de l'aine; puis, lorsqu'on a ainsi chaussé l'instrument sur l'urètre à une certaine profondeur, on le ramène sur la ligne médiane, en tendant la verge sur l'instrument ou en faisant agir la main gauche. La direction que l'on donne à l'instrument ne dépend pas seulement de sa forme, mais aussi de l'action de la main gauche. Si l'on ne tend pas fortement la verge contre la paroi abdominale et si l'on ne réduit pas les efforts de la main droite au minimum, on n'obtient aucun résultat ou on blesse plus ou moins l'urètre ; on peut même faire fausse route.

C'est donc la main gauche qui prépare l'entrée de l'instrument dans la portion membraneuse et qui supprime bien des dangers. On ne peut jamais faire de mal à un malade en lui tendant la verge, ni en l'abaissant fortement, tandis qu'on pourrait le blesser cruellement, si on voulait d'autorité passer avec la main droite.

Donc, dans le cathétérisme, on peut user de la force, mais avec la main gauche seulement et jamais en se servant de la main qui tient l'instrument.

Cathétérisme des prostatiques. — Il est nécessaire de pratiquer des cathétérismes fréquents chez les prostatiques. La stagnation de l'urine et consécutivement l'augmentation de la tension vésicale sont les deux dangers que doivent redouter ces malades. La tension, en effet, amène la congestion, et, la congestion facilite l'infection microbienne non seulement de la vessie, mais encore des voies urinaires supérieures. Le cathétérisme répété est donc la meilleure sauvegarde contre la pyélo-néphrite ascendante, même quand la vessie est infectée.

Il ne faut pas attendre que le besoin d'uriner devienne impérieux ; on ne doit pas hésiter à se sonder quatre ou cinq fois par jour. Certains malades, en raison de la faible réaction de la vessie, n'éprouvent que très rarement l'envie d'uriner ; ils sont dès lors portés à espacer le cathétérisme ; c'est un tort, car ils s'exposent ainsi aux dangers de l'élévation de la tension vésicale et à toutes ses conséquences.

En se sondant souvent, le malade peut vivre indéfiniment sans accident.

Même quand la vessie est infectée, on évite ainsi l'infection ascendante du bassinet et du rein.

CHALAZION.

Panas.

L'extirpation du chalazion est fort délicate et présente un grave inconvénient, c'est d'exposer à la perforation complète de la paupière, si on la fait de la peau vers l'intérieur; à l'entropion et au trichiasis, si on l'exécute du côté de la conjonctive.

Il vaut mieux lui substituer *l'incision* simple, ou la *résection* d'une partie du chalazion, s'il est volumineux; on fait suivre cette opération d'une cautérisation avec un crayon de nitrate d'argent, en ayant soin de neutraliser l'excès du caustique avec l'eau salée. Cette pratique suffit à assurer, en peu de temps, la guérison.

CHOLÉCYSTECTOMIE.

Le Dentu.

Faire une incision sur le côté externe du muscle grand droit, ramener dans la plaie la vésicule distendue et la ponctionner.

Après incision de la vésicule, y introduire le doigt et chercher le calcul. L'extraction du calcul offre quelques difficultés, surtout s'il est adhérent à la paroi, et si celle-ci n'offre pas d'épaississement notable; de grandes précautions sont nécessaires pour éviter une perforation ou une déchirure. Grâce à de petits mouvements de levier, au moyen d'une sonde cannelée très mousse, on parvient à ébranler ce calcul, puis à l'extraire.

La fin de l'opération consiste dans l'excision partielle de la vésicule, et dans sa fixation à la paroi abdominale. Un drain est placé dans l'orifice.

Michaux.

Voici les règles opératoires à suivre :

1° Incision sur le bord externe du muscle grand droit, débordant un peu en haut les fausses côtes, descendant en bas au niveau de l'ombilic (12 à 15 centimètres de long).

2° Inspection et dégagement de la vésicule à sa face inférieure, soit avec les doigts, soit avec le bistouri ; refoulement de l'intestin et protection de la cavité péritonéale.

3° Séparation de la vésicule de la face inférieure du foie. Un aide relève la face inférieure du foie, pendant que le chirurgien, saisissant la vésicule, circonscrit avec le bistouri sa base adhérente. Une fois le péritoine vésiculo-hépatique incisé, la vésicule se laisse aisément décoller avec les doigts.

4° Ligature du canal cystique, soigneusement faite en double au gros catgut dans le fond, et à la soie épaisse vers l'extérieur. Le pédicule est cautérisé au thermocautère.

CHOLÉDOCHOTOMIE PROPREMENT DITE.

Félix Terrier.

1° La cholédochotomie proprement dite est une opération fort rationnelle et qui a donné de bons résultats, dans la proportion de 82,36 pour 100.

2° Cette opération paraît avoir des indications fort nettes, le diagnostic de l'existence de calculs dans le cholédoque pouvant être porté dans bien des cas.

3° Son *modus faciendi* n'est pas encore bien arrêté, même dans ses temps en quelque sorte accessoires, par exemple l'ouverture de la cavité abdominale.

4° Souvent la recherche de la vésicule et celle du canal sont très difficiles, vu l'atrophie fréquente de la première, les adhérences nombreuses de la face inférieure du foie aux organes voisins, enfin la profondeur à laquelle on est obligé d'agir sur le canal.

5° Dans certaines circonstances, ne pouvant atteindre le calcul, ou craignant de pratiquer son extirpation à l'aveugle, on comprend que les chirurgiens aient préféré la cholécystentérostomie à la cholédochotomie proprement dite.

6° La cholédochotomie doit être néanmoins l'opération de choix, lors de calcul du canal cholédoque.

CHOROÏDITE.

Panas.

Choroïdite exsudative. — I. TRAITEMENT GÉNÉRAL. — S'adresser d'abord à la cause générale : traitement mixte, s'il y a syphilis ; salicylate de soude, s'il y a rhumatisme. Même dans la choroïdite disséminée simple, l'iodure de potassium est utile pour favoriser la résorption des exsudats.

II. TRAITEMENT LOCAL. — Prescrire les émissions sanguines, sangsues et ventouses Heurteloup, les révulsifs à la tempe, les dérivatifs sur le tube digestif, enfin les sudorifiques (injections de pilocarpine, décoction de Zittmann).

III. TRAITEMENT ÉLECTRIQUE. — Les courants continus faibles, appliqués d'une tempe à l'autre, ou du front à l'occiput, sont très utiles pour activer la résorption des exsudations du corps vitré.

Abadie.

Choroïdite disséminée. — Injections hypodermiques avec :

Bichlorure de mercure	1 gr.
Chlorure de sodium.............	2 —
Eau distillée.................	100 —

CHUTE DES CILS.

A. Trousseau.

Si les cils tombent sans rougeur, sans inflammation des paupières, soigner l'état général herpétique ou arthritique et prescrire des onctions locales avec :

Vaseline.................	5 gr.
Huile de ricin	2 —
Acide gallique.............	0 — 50
Essence de lavande.........	IV gouttes

CONJONCTIVITE.

Kirmisson.

Conjonctivite granuleuse. — Pratiquer des cautérisations fréquemment répétées avec le sulfate de cuivre, le sous-acétate de plomb ou même le crayon de nitrate d'argent mitigé. Dans ce cas, neutraliser l'excès de sel d'argent avec de l'eau salée.

Lavages antiseptiques avec l'eau phéniquée, chlorurée, boriquée.

Massage des paupières, après introduction entre ces organes, de pommade au précipité rouge.

Insufflations d'iodoforme finement pulvérisé.

Ch. Abadie.

Conjonctivite granuleuse. — Pratiquer d'abord le *renversement complet des paupières, surtout la supérieure,* avec mise à nu du cul-de-sac supérieur, véritable foyer infectieux, toujours épargné avec l'ancien procédé de renversement de la paupière. C'est de cette région, mollasse, cellulaire lâche, vasculaire, que l'infection, l'irritation et la désorganisation s'étendent d'une part aux tissus palpébraux, de l'autre à la conjonctive bulbaire et à la cornée (pannus, ulcère).

MANUEL OPÉRATOIRE. — Le malade est chloroformé.

A l'aide d'une pince de Péan un peu forte, on saisit la paupière, on la renverse deux fois sur elle-même, c'est-à-dire qu'on l'enroule autour de la pince jusqu'à ce que le cul-de-sac cconjonctival supérieur soit bien mis à nu. Puis, on fait de larges scarifications sur la muqueuse ; on passe, énergiquement et en divers sens, sur la surface cruentée, une brosse assez rude, trempée dans une solution de sublimé à 1/200°. L'hémorragie qui en résulte est assez importante, mais ne doit pas être redoutée. On fait de même sur le cul-de-sac conjonctival inférieur, qui est bien plus facilement mis à découvert.

Les jours suivants, on retourne simplement les paupières et on lave la surface conjonctivale avec une solution de sublimé à 1/500°.

Ce traitement procure, en deux ou trois semaines, une guérison qu'il fallait jadis des mois et des années pour obtenir, et cela, dans les cas les plus graves et les plus compliqués.

A. Trousseau.

L'emploi du pétrole est très utile à titre d'antiseptique moyen et de modificateur des infections conjonctivales ; il est toujours bien supporté et n'amène pas de réaction douloureuse, ce qui lui assure des indications précieuses chez les enfants et chez les sujets pusillanimes.

Il n'est nullement irritant pour l'œil et ne produit aucune douleur, même sur les cornées les plus malades ou même ulcérées. Son emploi ne détermine ni gêne, ni spasme.

Le pétrole doit être employé brut et non raffiné. Il réussit dans les conjonctivites catarrhales, mucopurulentes, folliculaires, granuleuses, dans le catarrhe printanier et dans la conjonctivite phlycténulaire.

On applique le pétrole en badigeonnages au pinceau sur la face conjonctivale des paupières bien retournées et dans les culs-de-sac. On prolonge les badigeonnages et on les renouvelle suivant l'état des surfaces. On doit les faire légers dans les conjonctivites catarrhales, plus rudes dans les conjonctivites granuleuses et, dans ce dernier cas, il faut parfois employer une brosse à dents. Les badigeonnages qui sont faits avec un pinceau chargé d'un excès de liquide sont répétés deux ou trois fois par jour si l'état l'exige. C'est surtout dans les conjonctivites catarrhales de faible et de moyenne intensité que le traitement paraît le mieux réussir.

L'action du pétrole brut est moins rapide, moins énergique que celle du nitrate d'argent ou du sulfate de cuivre; mais il a l'avantage de ne pas déterminer comme eux de douleur.

CONTUSION.

Tillaux.

Contusion de l'œil. — En cas de douleurs violentes : sangsues à la tempe.

Instillations d'atropine dans l'œil ; recouvrir la région avec des compresses glacées.

Éviter d'ouvrir les foyers sanguins dans l'œil et dans l'orbite.

En cas de distension considérable avec douleurs vives, débrider la cornée ou faire un débridement au niveau d'un des culs-de-sac oculo-palpébraux.

S'il existe une luxation sous-conjonctivale du cristallin, extraire cet organe par une incision de la conjonctive, quelques jours après l'accident.

P. Reclus.

1er *degré*. — Repos, compresses trempées dans un liquide astringent.

2e *degré*. — Application de compresses imbibées d'eau froide, position élevée si la région le permet.

Massages prudents.

Compression méthodique avec la bande élastique modérément serrée. L'enlever dès que le malade la tolère difficilement.

Dans les hématomes déjà organisés, si le liquide ne se résorbe pas spontanément, aspiration avec l'appareil Potain. Si les caillots ne peuvent s'évacuer par la canule, pratiquer une incision antiseptique.

3e *et* 4e *degrés*. — Repos absolu, lavages antiseptique, grands bains locaux, pulvérisations phéniquées. Amputation.

Peyrot.

Contusion du poumon. — Dans les cas graves, relever les forces du malade par les injections d'éther, les applications chaudes, les boissons stimulantes ; combattre la dyspnée par les injections sous-cutanées de morphine ; s'opposer à l'hémorragie par l'immobilité, le silence, les ventouses sèches, la ligature des membres, la ventouse de Junod, au besoin.

On conseillait autrefois de prévenir les accidents inflammatoires consécutifs par une médication antiphlogistique dans laquelle la saignée tenait la première place. Aujourd'hui, on se bornera plutôt à l'expectation, et l'on instituera, si l'occasion s'en présente, un traitement symptomatique.

La pleurésie purulente, l'hémo-pneumothorax dès qu'il tend à devenir un pyo-pneumothorax réclament avant tout la pleurotomie.

Kirmisson.

Contusion et plaie de la moelle. — Placer le malade sur un matelas d'eau, le maintenir dans une propreté rigoureuse; combattre par le cathétérisme la paralysie de la vessie, et par les lavements, celle de l'intestin.

S'il existe une plaie, la laver avec des liquides antiseptiques, puis en pratiquer l'occlusion.

S'il y a des corps étrangers, des esquilles, comme il arrive souvent dans les plaies par armes à feu, en pratiquer l'extraction, dût-on pour cela recourir au trépan.

Utiliser les émissions sanguines locales, les ventouses scarifiées, pour combattre la congestion et l'inflammation secondaire. Dans le même but, conseiller l'emploi de l'ergot de seigle et de la belladone.

Plus tard, lorsque les accidents inflammatoires sont dissipés et que la paralysie persiste, conseiller la révulsion le long de la colonne vertébrale, surtout au moyen de pointes de feu; en même temps administrer les préparations de strychnine.

Enfin aider la convalescence par l'emploi de l'électricité, des douches, des bains sulfureux.

Picqué.

Contusion du poumon. — Dans le cas de contusion légère, maintenir le malade au lit dans un état de repos absolu; immobiliser le thorax à l'aide d'un bandage de corps; appliquer sur le point douloureux des ventouses scarifiées; pratiquer des injections sous-cutanées de morphine.

Dans les cas graves, pour parer aux accidents immédiats, tels que le collapsus et l'hémorragie, on réchauffe le malade au moyen de frictions, on provoque une révulsion énergique à l'aide de sinapismes, de ventouses sèches, de la ventouse Junod. On fait des injections sous-cutanées.

A l'intérieur, glace, perchlorure de fer, à la dose de X à XII gouttes dans un verre d'eau sucrée.

Placer le thorax dans une situation intermédiaire entre la position horizontale et la position assise.

Immobilité et silence absolus.

Si la contusion du poumon se complique d'emphysème, d'hémothorax, de pleurésie ou de pneumonie, recourir au traitement de chacune de ces complications.

CORPS ARTICULAIRES FLOTTANTS.

P. Reclus.

Arriver, par une incision directe et large, sur le corps étranger, le saisir et l'extirper.

Appliquer l'appareil ouaté de Guérin.

CORPS ÉTRANGERS DU CONDUIT AUDITIF.

Desprès.

Un crochet très mince, pouvant s'implanter dans le

corps étranger, est le moyen qui convient le mieux, en pareil cas.

Une manière simple de se procurer ce crochet, c'est de prendre une épingle, de la recourber près de sa pointe, et d'en former une sorte de hameçon, qui, monté sur une pince, pourra facilement s'implanter dans le corps étranger et l'amener au dehors.

CORPS ÉTRANGERS DE L'ESTOMAC.

Peyrot.

Si les corps étrangers peuvent être rejetés facilement, provoquer le vomissement.

Si les corps étrangers ne sont pas toxiques, les laisser passer dans l'intestin, faciliter ce passage en faisant prendre des matières féculentes.

Si le corps étranger est volumineux, recourir à la taille stomacale ou gastrotomie.

CORPS ÉTRANGERS DE L'ŒIL.

Tillaux.

Extraire le corps étranger.

S'il siège dans la chambre antérieure, faire la paracentèse de la cornée, avec une curette ou une pince, puis enlever le corps étranger.

S'il est fixé sur l'iris, exciser la partie de l'iris dans laquelle il est implanté et enlever le corps étranger.

Si le globe est détruit, en faire l'énucléation.

CORPS ÉTRANGERS DE L'ŒSOPHAGE.

Terrier.

L'œsophagotomie se pratique ordinairement du

côté gauche, à cause de la saillie que le conduit fait de son côté.

On trace, entre l'articulation sterno-claviculaire et le bord supérieur du cartilage thyroïde, une incision parallèle au bord antérieur du sterno-cléido-mastoïdien. Après la section de l'aponévrose superficielle, du muscle omo-hyoïdien et de l'aponévrose moyenne, on pénètre avec précaution, entre le sterno-cléido-mastoïdien et les gros vaisseaux du cou d'un côté, le larynx et la trachée avec l'œsophage de l'autre.

L'œsophage peut être rendu apparent par la saillie du corps étranger; il peut l'être encore par une sonde conductrice introduite dans la bouche.

Même sans conducteur, on peut arriver sûrement à l'œsophage, en mettant à nu le lobe gauche de la glande thyroïde et en le contournant en dehors jusqu'à ce que l'on soit conduit sur la trachée. L'œsophage se trouve alors facilement derrière celle-ci.

L'incision de l'œsophage doit être faite sur le côté du canal, parallèlement à son axe. Elle sera suffisante pour permettre l'introduction du doigt ou d'une pince.

Après l'extraction du corps étranger, pratiquer isolément dans la plaie la suture de la muqueuse œsophagienne; si l'on comprenait dans les fils toute la paroi du conduit, elle serait coupée par eux pendant les mouvements de déglutition.

Laisser la plaie extérieure ouverte et faire des applications antiseptiques.

Nourrir le malade pendant quelques jours avec la sonde œsophagienne.

Peyrot.

Si les corps étrangers ne peuvent être extraits par

la bouche ou refoulés dans l'estomac, l'*œsophagotomie externe* est la seule ressource. Elle n'est praticable que si le corps étranger occupe la région cervicale ou la partie tout à fait supérieure de la région thoracique.

Pourvu qu'il ne dépasse pas la première pièce du sternum, on peut avoir avantage à saisir le corps étranger par la plaie œsophagienne, au moyen de longues pinces.

CORPS ÉTRANGERS DU RECTUM.

Verneuil.

Lorsque le corps étranger siège trop haut, on a recours à la laparotomie, mais sans diviser l'intestin; avec la main introduite dans l'abdomen, refouler le corps étranger vers l'anus.

CORPS ÉTRANGERS DE L'URÈTRE.

Félix Guyon.

Quand le corps étranger occupe la portion profonde de l'urètre, ne pas chercher à l'attirer en avant. Chercher à le rejeter dans la vessie.

Une fois ce but atteint, pratiquer la lithotritie.

Pour refouler le corps étranger, se servir d'une grosse bougie de cire.

Si on ne peut refouler le corps étranger, prendre une bougie fine et la faire cheminer jusqu'au delà du corps étranger. L'écoulement de l'urine se fait mieux et le corps étranger se dégage. Le malade doit rester couché et uriner dans cette position; le calcul retombe de lui-même dans la vessie ou devient mobile dans le canal.

S'il s'agit d'un calcul arrêté dans la région *pénienne*, surtout dans la fosse naviculaire, débrider le méat ou introduire une sonde cannelée entre le calcul et la paroi inférieure de l'urètre et basculer.

S'il s'agit d'un corps étranger arrêté dans la région pénienne, se garder de faire une boutonnière urétrale. Recourir à la curette articulée. On saisit le corps étranger entre la cuiller de la curette, passée derrière lui, et une bougie en cire fortement appliquée sur sa face antérieure. Faire l'extraction en suivant la paroi supérieure de l'urètre.

CORPS ÉTRANGER DE LA VESSIE.

Bouill.

Extraction par les voies naturelles.

En cas d'incertitude sur la nature, le volume, le siège des corps étrangers, faire la taille hypogastrique.

Quand le corps étranger est volumineux, incrusté de concrétions calcaires et fixé sur un point de la vessie, la taille hypogastrique est indispensable.

CORPS ÉTRANGERS DES VOIES AÉRIENNES.

Peyrot.

Lorsque les corps étrangers provoquent des spasmes dangereux ou menacent, par leur volume, d'amener l'asphyxie, la *laryngotomie* et la *trachéotomie* sont indiquées.

Pour les corps d'un petit volume, il faut toujours

penser à la possibilité d'une expulsion spontanée hâtive ou tardive.

CORPS ÉTRANGERS DES VOIES DIGESTIVES.

Le Dentu.

L'*homme à la cuillère*, au moment de son admission dans le service, prétendait avoir avalé, depuis vingt heures, un cuilleron usé. Les internes du service avaient pu sentir nettement le corps étranger à deux travers de doigt au-dessus de l'ombilic.

Je pratiquai la gastrostomie pour éviter une perforation stomacale. J'ouvris l'estomac, mais celui-ci était vide. C'est alors qu'il fallut procéder à l'exploration de l'abdomen et je trouvai le corps étranger dans le petit bassin, au-dessus de la vessie, et derrière la ligne blanche. Je pratiquai l'incision de la paroi abdominale, et je pus ainsi extraire le corps étranger et constater des exsudats sur le péritoine et l'épaississement de l'épiploon entre l'ombilic et l'estomac.

Je ne peux pas admettre l'hypothèse de la simulation de la part du malade et de la pénétration de la cuillère par le rectum, où elle aurait été introduite.

Je conclus que ce corps étranger a perforé la grande courbure de l'estomac, dans l'espace de douze à treize heures et a cheminé entre les deux feuillets de l'épiploon. La perforation stomacale se serait refermée immédiatement.

Ainsi s'expliquent les tentatives de gastrostomie et les résultats opératoires auxquels je suis arrivé. En effet, la guérison de l'opéré a été obtenue et le succès opératoire aussi complet que possible.

CYPHOSE.

Verneuil.

Dans la cyphose, la voussure cervico-dorsale étant de nature parétique, rechercher avant tout la restauration des muscles.

Pour cela, prescrire des réfrigérations subites très courtes, au moyen de la douche ou du drap mouillé, des frictions stimulantes, l'électricité, et, par-dessus tout, la gymnastique physiologique.

CYSTITES.

Félix Guyon.

La cystite est une infection de la vessie.

Quelle que soit l'origine des cystites, on peut agir avec avantage sur elles au moyen du sublimé.

Les résultats que l'on obtient diffèrent selon la méthode d'administration et le dosage.

Le *lavage* met en jeu la douleur par le même procédé que le procédé physiologique, par la tension, et alors il fait du mal, il aboutit à des aggravations dans l'état du malade.

La capacité de la vessie dépend avant tout du degré de sa sensibilité; plus cette capacité est faible, plus les mictions sont fréquentes. Suivant que cette capacité est plus ou moins grande, les lavages peuvent être utiles ou nuisibles. On comprend dès lors que les instillations réussissent alors que les lavages ont échoué.

Toutes les fois qu'il y a miction fréquente, il y a abaissement de la capacité; donc si vous mettez la

vessie en tension par des lavages, vous échouez forcément.

La physiologie pathologique, la clinique et la bactériologie nous amènent à repousser les lavages
dans le traitement des cystites, ou à ne les employer
que dans des cas exceptionnels. C'est là un fait général, vrai pour le sublimé, comme pour tout autre
agent médicamenteux.

Les *instillations*, au contraire, ne mettent pas la tension en jeu, elles ne provoquent pas de douleur, même
avec le sublimé qui est un agent douloureux par lui-
même.

Pour que l'instillation produise tout son effet, il
faut que la vessie soit vide. A cet effet, on aura soin
préalablement de faire uriner le malade et, au besoin,
si l'on conservait des doutes à l'égard de la vacuité de
la vessie, on n'hésiterait pas à employer la sonde,
d'autant moins que l'on peut se servir de la sonde
pour faire pénétrer l'instillation. On pourrait d'ailleurs,
pour plus de précision, remplacer la sonde par une
bougie olivaire perforée.

Si la sécrétion vésicale est abondante ou glaireuse,
on pourra recourir aux lavages, après avoir d'abord
rendu la cystite moins douloureuse par quelques instillations.

Nous avons pu élever les doses de sublimé jusqu'à
1/850°. Mais nous avons surtout employé les solutions
à 1/5000° et à 1/3000°. Ces doses ont été rarement dé-
passées, sauf dans des cas exceptionnels.

Les instillations, même à ces doses, ne provoquent
pas de douleur.

En résumé : 1° Les lavages ne doivent être employés que lorsque la vessie est indifférente à la
tension;

2° Si l'on veut employer les lavages, il faut que le
titre de la solution soit peu élevé;

3º Lorsqu'on veut employer un agent médicamenteux quelconque à fortes doses, il faut diminuer la quantité de liquide, tout en maintenant la dose de médicament utile.

Il résulte donc de ces recherches que le sublimé ne détruit les organismes vésicaux qu'à dose très élevée.

Faut-il conclure de là que nous n'obtiendrons aucun résultat favorable de l'emploi du sublimé? Assurément non. Ce serait, d'ailleurs, aller à l'encontre du résultat des expériences cliniques. Mais, en revanche, il y a nécessité de faire la concentration des doses.

En somme, le traitement des cystites graves demande des topiques à doses successivement croissantes, mais en même temps la quantité du liquide injecté doit être très faible. Les instillations doivent toujours faire la base de ce traitement. A l'idée du lavage, plus théorique que pratique, il faut substituer l'idée d'un topique, agissant par ses propriétés anti-bactériennes à dose suffisante.

Le sublimé n'a jamais produit chez aucun des malades, soumis à ce traitement, le moindre accident général ou local.

Cystite blennorrhagique. — Instiller dans la vessie une solution de nitrate d'argent, qu'on renouvelle au besoin les jours suivants. N'employer que X à XV gouttes d'une solution de nitrate d'argent à 2 pour 100, qu'on peut rapidement élever à 5 pour 100.

Bien qu'on puisse compter sur l'efficacité du nitrate d'argent, le sublimé n'en constitue pas moins une ressource précieuse.

Cystite calculeuse. — Le chirurgien, devant un malade atteint de cystite calculeuse, ne doit pas hésiter à faire une opération, parce que le malade a un calcul et parce qu'il a une cystite.

Il se trouve parfois que la sensibilité de la vessie est considérablement exagérée. Le calcul est emprisonné par les contractions de la paroi vésicale. Ce n'est pas là une contre-indication, c'est simplement une difficulté que le chirurgien doit savoir surmonter.

Cette cystite des calculeux aura-t-elle de l'influence sur les actes opératoires? Y aura-t-il des dangers post-opératoires à redouter? Aucunement. Grâce aux antiseptiques, ces interventions chirurgicales ne donnent pas lieu à plus d'accidents que les autres.

D'ailleurs il ne faut jamais oublier cette règle absolue : On doit guérir la cystite complètement et sans perdre de temps :

1° Par le traitement local de la cystite ;

2° En enlevant jusqu'au plus petit fragment de calcul. Aussi la vérification est-elle nécessaire chez les malades en état de cystite.

La cystite cesse à mesure que la quantité des fragments disparait. Grâce à l'opération de Bigelow (lithotritie rapide), on arrive à ce résultat.

Cystite chronique douloureuse. — Diluer l'urine, en faisant boire les eaux de Vittel, de Contrexéville, de Capvern.

Prescrire :

Térébenthine de Venise .	⎫
Extrait de quinquina...	⎬ *dd* 10 centigr.
Magnésie calcinée......	Q. S.

Pour une pilule. 4 à 6 par jour.
Injections vésicales avec :

Nitrate d'argent cristallisé........	1 gr.
Eau distillée	50 —

F. S. A. une solution à instiller par gouttes. Faire uriner le malade, puis introduire l'explorateur à boule perforée n° 12 à 14, en s'arrêtant aussitôt qu'on a franchi le sphincter urétral, et faire tomber successivement de XX à XL gouttes de la solution de nitrate d'argent. Le nombre des instillations nécessaires est très variable. Il en est de même de l'intervalle à laisser entre chacune d'elles.

Si le malade n'a souffert que trois ou quatre heures, après la première instillation, la répéter tous les deux jours.

Mais si la douleur s'est prolongée pendant un ou deux jours, ne pratiquer les instillations qu'une ou deux fois par semaine, et diminuer le nombre des gouttes.

Ces instillations sont contre-indiquées dans les cas de cancer et de tuberculose de la vessie.

Cystite chez les prostatiques. — Traiter d'abord par les lavages, puis pratiquer les instillations qui procurent une prompte amélioration.

Cystite tuberculeuse. — Les instillations de sublimé produisent les meilleurs résultats.

Le sublimé, en effet, possède une action préservatrice puissante contre les microbes de l'air, un pouvoir antiseptique plus faible sur les cultures de microbes urinaires et sur les cultures de microbes pyogènes vulgaires ; quant à son pouvoir désinfectant sur les urines purulentes, il est faible et il n'agit sur elles qu'à doses considérables. Cependant si l'on compare les propriétés du nitrate d'argent à celles du sublimé, tout l'avantage est en faveur de ce dernier.

Le sublimé a toujours été bien toléré, alors que les agents topiques, tels que le nitrate d'argent, la créosote, le naphtol, l'acide lactique, etc., avaient produit une aggravation et obligeaient de s'en tenir au traitement général.

L'étude expérimentale du pouvoir antiseptique du sublimé tend à confirmer les résultats cliniques ; elle démontre l'influence favorable qu'exerce le sublimé sur le bacille de la tuberculose.

6.

Des recherches ont été faites en même temps avec le nitrate d'argent. Pour l'un comme pour l'autre, l'action préservative s'affirme d'une façon positive; plus remarquable pour le sublimé, elle est encore des plus évidentes pour le sel lunaire. Au point de vue curateur, l'action de ces deux antiseptiques est également positive, sans toutefois être absolue. Pour désinfecter les urines purulentes, de même que pour détruire les microbes qui siègent dans l'appareil urinaire, il faut un contact assez prolongé et des doses nécessairement fortes. Il en résulte pratiquement que, dans les cas graves, les instillations sont préférables aux lavages, dont l'action n'est que momentanée.

Il ne faut pas, dans le traitement local de la paroi vésicale, chercher à agir sur l'urine purulente, puisque seules, les doses élevées peuvent donner des résultats. Aussi doit-on substituer les petites quantités aux grandes, les instillations aux lavages ; car, outre que ces derniers n'ont qu'une action momentanée, la mise en tension des parois de la vessie augmente leur sensibilité, à l'état normal comme à l'état pathologique.

Sur dix cas de cystite tuberculeuse, traités par les instillations, l'amélioration a été si complète dans deux cas, que l'on aurait pu croire à la guérison, et dans trois autres cas, l'amélioration a été manifeste.

Étant donnée la nécessité de porter les doses aussi haut que possible, il importe de connaître les limites dans lesquelles il convient de se maintenir. Or, pour le sublimé, la dose maniable est relativement très faible; elle s'étend habituellement de 1 pour 5000 à 1 pour 1000. Mais ces doses ne devront pas être utilisées d'emblée : le 1/5000e est certainement la dose de début. Il est fort rare qu'elle provoque une réaction réellement douloureuse. Pour la solution, il est indispensable de se servir d'eau distillée bouillie et filtrée et de ne pas employer d'alcool.

Faire l'instillation dans l'urètre postérieur, à cause de la participation de cette portion du canal à l'inflammation de la vessie.

Les premières instillations ne doivent pas dépasser XX à XXX gouttes ; on arrive généralement à instiller le contenu d'une seringue de 4 grammes, quelquefois même de deux.

Il est des cas où cette dose sera mal tolérée ; la règle doit être la suivante : Plus la douleur est vive, plus l'injection doit être modérée.

Bouilly.

Cystite blennorrhagique. — Dans la cystite blennorrhagique aiguë légère, le traitement sera celui de la cystite aiguë simple.

Dans la cystite blennorrhagique chronique, combattre la fréquence et la douleur des mictions et la contracture du sphincter urétro-vésical par l'instillation d'une solution de nitrate d'argent au $1/50^e$ dans l'urètre profond et, au besoin, dans la vessie. X à XV gouttes de solution sont injectées à l'aide d'un explorateur en gomme flexible, à bout olivaire, creux, dans toute sa longueur et perforé, au sommet de son olive terminale, d'un petit trou filiforme ; sur le bout opposé s'ajuste une seringue du modèle des seringues de Pravaz.

Il peut être également utile de recourir à la dilatation progressive à l'aide des bougies Béniqué.

Quand il y a *urétro-cystite*, le traitement par excellence est l'instillation de X à XXV gouttes d'une solution de nitrate d'argent au $1/50^e$ déposées à la région prostatique de l'urètre.

Cystite chronique. — I. TRAITEMENT GÉNÉRAL. — Si elle dépend d'un obstacle au cours des urines, supprimer cet obstacle, agir sur les parois vésicales ou sur l'urine altérée par les eaux d'Évian, de Vittel, de Contrexéville, de Vals, de Vichy. Prescrire les balsamiques.

Combattre l'alcalinité des urines avec :

Acide benzoïque....................	2 à 6 gr.
Glycérine neutre	4 à 6 —
Julep gommeux................	120 —

II. Traitement local. — Révulsifs sur la région hypogastrique.

Quand il y a rétention d'urine, évacuer la vessie deux à quatre fois par jour, mais ne pas évacuer la vessie complètement et retirer la sonde avant que la vessie ne soit vide. S'il y a pyélo-néphrite, agir avec précaution.

Les *injections intra-vésicales* sont indiquées quand l'urine stagne et se décompose dans la vessie. On emploiera : le nitrate d'argent en solution au 1/500ᵉ, l'acide phénique à 1 pour 100, l'acide borique à 3 ou 4 pour 100, qui empêche bien la fermentation ammoniacale, le sulfate de cuivre à 1 ou 2 pour 100, le tannin à 1 ou 2 pour 100, surtout dans l'hémorragie vésicale.

Les injections seront faites avec une seringue et une sonde béquille à calibre intérieur aussi large que possible et munie d'yeux larges. Porter le liquide à une température de 37° à 38° et l'injecter par petits coups. Dès que 40 à 50 grammes auront été introduits, les laisser ressortir. Faire les lavages très courts, si la muqueuse est sensible.

Contre les cystites chroniques rebelles, chez la *femme*, créer une fistule vésico-vaginale qu'on maintient ouverte à l'aide d'un petit tube de verre ayant la forme d'un bouton de chemise.

CYSTOTOMIE HYPOGASTRIQUE.

Bazy.

Elle est destinée à aborder un néoplasme de la vessie. Elle présente de grands avantages pour l'exploration et les manœuvres intra-vésicales. La vessie étant ouverte et les lèvres de l'incision étant maintenues béantes et soulevées à l'aide de deux fils passés de chaque côté, le néoplasme est enlevé par un procédé d'exérèse quelconque, souvent par grattage avec le doigt ou avec la curette de Volkmann, quelquefois avec un serre-nœud ou l'anse galvanocaustique.

DÉCOLLEMENT DE LA RÉTINE.

Chevallereau.

Déterminer de la chorodoïte adhésive et de la révulsion par l'application de pointes de feu, au galvanocautère, au niveau du décollement. La pointe fine du thermocautère, qui refroidit moins vite, est peut-être préférable au galvanocautère.

C'est le traitement le plus efficace et il est moins dangereux que les injections intra-oculaires.

On a souvent des améliorations, et jamais d'aggravation.

DÉVIATION DE LA CLOISON.

P. Berger.

La tumeur visible étant constituée par la cloison déviée et comprenant à la fois une portion cartilagineuse qui appartient à la cloison et une portion osseuse qui appartient au vomer, il faut pratiquer la résection de cette portion osseuse, située près du plancher des fosses nasales, et facile à distinguer de la portion cartilagineuse par sa consistance spéciale. À l'aide du ciseau, on enlève des copeaux successifs de la substance osseuse avec la muqueuse qui la recouvre. Ces sections sont faites parallèlement à la direction de la cloison.

Une dilatation ultérieure de la narine complète la guérison.

DILATATION DE L'ANUS.

Dujardin-Beaumetz.

On peut pratiquer la dilatation de l'anus sans donner le chloroforme ; il suffit d'injecter autour de l'anus 4 demi-seringues d'une solution de cocaïne au 1/50ᵉ et de badigeonner l'intérieur de l'anus ; l'anesthésie est complète au bout de 5 à 10 minutes.

DILATATION DES URETÈRES.

Reynier.

Lorsque l'uretère est dilaté dans toute son étendue, il faut pratiquer l'*urétérotomie sous-péritonéale*.

DRAINAGE DU PÉRITOINE.

Pierre Delbet.

Le seul mode de drainage qui permette l'écoulement des liquides sécrétés pendant les premières heures qui suivent l'opération c'est le *drainage capillaire*.

Tous les drains s'entourent rapidement d'adhérences et, en somme, ils agissent plus ou moins à la manière du tamponnement, en rendant extra-péritonéaux les foyers dangereux. C'est peut-être à cela qu'est due leur efficacité.

ÉCRASEMENT DES MEMBRES.

Paul Reclus.

On se résignait naguère aux énormes délabrements que l'amputation réclame dans ces cas, par crainte des septicémies, du tétanos et de toutes les complications des plaies.

Maintenant l'antisepsie est assez puissante pour écarter ces accidents et il faut renoncer à ces vieilles pratiques.

Le blessé sera réchauffé, stimulé par des injections sous-cutanées; le foyer traumatique sera fouillé dans ses moindres interstices, dans ses plus petites anfractuosités par un jet d'eau à température de 60 degrés. Puis les chairs seront drainées, embaumées et ramassées sous un pansement compressif.

On obtient de beaux succès par la conservation à outrance.

EMPOISONNEMENT URINEUX.

Félix Guyon.

I. TRAITEMENT CHIRURGICAL. — Traitement chirurgical de la cause.

II. TRAITEMENT MÉDICAL. — Faciliter l'élimination, par la muqueuse digestive, des matériaux de l'urine accumulés dans le sang. Laxatifs répétés. Toniques.

Frictions sèches ou aromatiques. Massages. Bains.

Accès aigu. — Provoquer et favoriser la sudation avec les boissons aromatiques chaudes. Thé punché :

Rhum..................... 100 à 120 gr.
Thé..................... 1 litre

Dès que le troisième stade commence, prescrire :

Sulfate de quinine........ .. 1 gr.

à prendre toutes les heures, par paquets de 0 gr. 20.

Le jour qui suit l'accès, administrer un purgatif salin.

III. RÉGIME. — Régime lacté.

EMPYÈME.

Laveran.

Faire des injections antiseptiques au crésyl (ou créoline, qu'on extrait de la créosote de houille) à 4 pour 100. Cet antiseptique, très actif, est inoffensif.

Pour empêcher la transformation d'une *pleurésie séreuse* en *pleurésie purulente*, éviter dans la bouche et l'arrière-gorge la présence des microbes qui s'y trouvent normalement : d'où l'utilité des gargarismes antiseptiques et de l'éloignement des malades qui suppurent.

ENTORSE.

Lannelongue.

Entorse des vertèbres. — Repos et immobilisation. Réaliser cette immobilisation soit par le simple décubitus, soit à l'aide d'un appareil. Dans les cas où il existe une vive douleur, on a conseillé l'application de sangsues ou de ventouses; mais ces moyens ne paraissent pas avoir grande utilité, l'immobilisation rigoureuse de la région constituant la meilleure médication antiphlogistique.

Paul Reclus.

Entorse du pied. — Employer un traitement éclectique qui consiste à utiliser les méthodes aujourd'hui classiques de la compression par la bande élastique, de la balnéation et du massage.

En voici la technique :

I. *Compression méthodique par la bande élastique.* — Immédiatement après l'accident, appliquer la bande élastique, dont la pression douce favorise la résorption des infiltrations.

Procéder ainsi :

Il s'agit par exemple, cas le plus vulgaire, d'une *entorse du cou-de-pied.*

1° Enroulement de la bande autour des orteils, du pied, du cou-de-pied, du mollet, jusqu'à mi-jambe environ ;

2° Serrer modérément et seulement pour que la bande puisse tenir. Si la constriction est forte, elle provoque des douleurs ; il faut alors diminuer la constriction ;

3° L'apaisement de la douleur est immédiat et, à moins de lésions graves, le blessé peut marcher sans souffrances vives et se livrer à ses occupations ;

4° On doit conserver la bande à demeure durant quelques jours ;

5° Tous les jours, le matin et le soir, on lave la région dans le but de prévenir la macération de l'épiderme, l'irritation des téguments sous le tissu imperméable de la bande élastique et la production d'eczéma ou de furoncles ; on fait la balnéation de la jointure et on renouvelle le pansement.

II. *Balnéation ou Immersion dans l'eau chaude.* —

Baudens, l'initiateur de cette méthode, conseillait l'immersion permanente du membre dans l'eau froide pendant quatre six ou huit jours. Préférer l'eau chaude qui, par sa température élevée, augmente l'activité des échanges et de la circulation, sans provoquer de vives réactions : congestion, tuméfaction, etc., si fréquentes après l'emploi de l'eau froide.

Procéder ainsi :

1° Le membre malade est plongé dans un vase contenant de l'eau chauffée à 45°.

2° On ajoute ensuite de l'eau bouillante pour élever la température du bain, si possible, à 48 ou 50° et même, en cas de tolérance, à 55°.

Durée du bain : huit à dix minutes; du reste, on suspend cette immersion, dès que le blessé ressent une sensation de chaleur générale et accuse de la sudation.

Les effets de l'immersion sont immédiats et se traduisent par la souplesse de l'article et la facilité des mouvements.

III. *Massage.* — Le massage (Bonnet de Lyon, Lebâtard et Girard, Nelaton, Broca, Servier, etc.), doit être simplifié autant que possible ; il peut être pratiqué ainsi :

1° Faire des onctions sur la jointure entorsée avec un corps gras (huile, vaseline);

2° Saisir avec les deux mains la région douloureuse et gonflée et exercer une friction légère avec la face palmaire du pouce, par frottement doux et glissement rapide et, manœuvre importante, en le dirigeant, de l'extrémité du membre vers sa racine, des pieds vers le mollet, c'est-à-dire dans le sens centripète, pour refouler les exsudats péri-articulaires dans la direction du courant veineux.

Après quelques minutes, quand la région est engourdie, frictions fortes pour terminer.

La durée de la séance est de dix à quinze minutes. La renouveler, au besoin, deux ou trois fois par jour.

Préférer la répétition de massages de courte durée à un pétrissage prolongé. C'est le moyen de faire disparaître les infiltrations péri-articulaires et d'écraser les caillots sanguins. Le massage ainsi pratiqué complète donc l'action résolutive de la bande élastique.

La bande élastique à demeure, la balnéation toute seule, ou le massage sans autre adjuvant, ne pourraient pas guérir aussi rapidement, ni aussi sûrement.

En combinant l'emploi des trois méthodes, la guérison rapide, dans l'espace de quinze jours, n'est point douteuse, à moins de traumatisme d'une gravité exceptionnelle, de vastes ruptures et d'épanchements considérables.

ÉPITHÉLIOMA.

Périer.

Épithélioma des cordes vocales. — Faire une première incision transversale au niveau du cartilage cricoïde, s'étendant d'un sterno-mastoïdien à l'autre. Mener ensuite une seconde incision, parallèle à la première, à égale distance de l'os hyoïde et du cartilage thyroïde. Réunir par une incision longitudinale médiane les deux premières, pour disséquer et rabattre latéralement, comme deux volets, toutes les parties molles qui recouvrent le larynx en avant. Suturer la trachée à la partie inférieure, avec le bord inférieur de la plaie. Réserver un espace pour l'installation ultérieure d'un larynx artificiel.

ÉRYSIPÈLE.

Marc Sée.

Employer comme pansement le sous-nitrate de bismuth, qui est un préservatif, et qui de plus combat efficacement l'érysipèle déjà développé ; mettre le topique en poudre sur la solution de continuité, qui est le point de départ de la maladie.

EXOSTOSE SOUS-UNGUÉALE.

Tillaux.

Faire l'ablation de la tumeur, et poursuivre avec la gouge la racine de la tumeur qui s'enfonce dans l'os sous la forme d'une sorte de clou.

FISTULES A L'ANUS.

Félix Guyon.

Ne pas opérer les fistules qui peuvent être tolérées.
I. TRAITEMENT LOCAL. — Appliquer les topiques, après chaque défécation.
Voici une formule de suppositoire :

Iodoforme.	10 centigr.
Extrait de belladone	2 —
Beurre de cacao	Q. S.

Pour un suppositoire, qui sera introduit dans l'anus, après chaque garde-robe, et le soir, en se couchant.
II. TRAITEMENT GÉNÉRAL. — Traitement reconsti-

tuant, qui consistera surtout dans l'emploi du bromure de potassium associé au fer, comme dans la formule suivante :

Bromure de potassium........	10 gr.
Citrate de fer ammoniacal...... ...	50 centigr.
Sirop d'écorces d'oranges amères.	100 gr.
Eau distillée.	200 —

Une cuillerée à soupe matin et soir.

Entretenir la liberté du ventre, rendre les garde-robes molles et régulières, rendre obligatoires les soins d'extrême propreté.

FISTULES DU CANAL DE STENON.

Richelot.

Faire une seule ponction du côté de la muqueuse; la seconde ponction est faite à la joue, à quelque distance en arrière de la fistule, à l'aide d'un trocart conduit de dedans en dehors par l'orifice fistuleux. Un tube en caoutchouc relie les deux orifices ainsi établis du côté de la peau et du côté de la muqueuse, et laisse libre l'orifice fistuleux lui-même, qui est ensuite fermé par la suture, lorsque le gonflement est tombé et que l'écoulement de la salive par le nouveau conduit est définitivement établi.

FISTULES DE L'URÈTRE.

Verneuil.

Rétablir le calibre normal de l'urètre avant de tenter l'oblitération de la fistule; si dans les bouts de l'urètre qui confinent à la fistule pénienne, il existe un rétrécissement fibreux, étroit, inextensible, avec induration circonvoisine, l'*urétrotomie* est le moyen le plus propre à rétablir le calibre du canal et à assurer le succès de la suture ou de l'autoplastie. Dans des cas très simples, la dilatation peut suffire.

Chez l'enfant, s'il y a fistule urétro-pénienne, pratiquer la circoncision.

Lorsqu'à la suite d'un étranglement circulaire de la verge, plusieurs fistules se sont établies, il convient tout d'abord de n'opposer l'opération sanglante qu'à celle de ces fistules qui, répondant directement à la paroi inférieure de la verge, présentera les caractères des orifices anormaux définitifs. La simple destruction du rétrécissement concomittant peut suffire pour amener la guérison spontanée des autres trajets symptomatiques de l'obstacle urétral.

L'urétrorrhapie pourra être suffisante toutes les fois que la fistule pénienne, circulaire, petite, n'excède pas un demi-centimètre, qu'elle est entourée de tissus épais assez mobiles pour être rapprochés et mis en contact sur la ligne médiane sans trop de difficultés.

La même opération conviendra encore à des perforations beaucoup plus étendues, si elles sont dirigées suivant l'axe de l'urètre et si les bords sont peu écartés et susceptibles d'être affrontés ; les perforations infundibuliformes s'y prêtent particulièrement.

FRACTURES.

Verneuil.

Le traitement des fractures par le massage, préconisé par MM. Lucas-Championnière et Reclus, ne peut avoir que beaucoup de valeur. Mais nous croyons aussi qu'il n'est pas applicable dans tous les cas.

S'il s'agit d'une fracture non douloureuse, il faut songer au diabète, et si celui-ci existe, surtout si le membre est énorme, il faut renoncer au massage, qui, en pareil cas, pourrait déterminer à bref délai la gangrène. D'ailleurs comment pouvoir masser un membre volumineux ? Il ne faut pas songer à faire résorber le sang épanché.

Lucas-Championnière.

I. INDICATIONS DU MASSAGE. — On doit appliquer le massage au traitement des fractures, surtout dans les cas de fractures siégeant au voisinage des articulations ou comprenant l'articulation.

Une petite quantité de mouvements n'entrave pas la formation du cal. Le massage la favorise ; il éteint les douleurs ; il rétablit la circulation dans le membre ; il évite les enraidissements tendineux, musculaires, articulaires ; il assure le rétablissement des fonctions et l'avenir du membre.

II. CONTRE-INDICATIONS DU MASSAGE. — On évitera le massage pour les fractures qui ont une grande tendance au déplacement : on pourrait provoquer un cal difforme.

Toutefois, même dans ce cas, on obtient encore d'excellents résultats du massage, lorsqu'il est pratiqué avant l'application d'un appareil inamovible.

Ces résultats seront meilleurs encore, si on reprend le massage peu de jours après l'application de l'appareil.

FRACTURES DE L'AVANT-BRAS.

Tillaux.

Placer le membre dans une position intermédiaire entre la supination et la pronation, appliquer sur le bord cubital de l'avant-bras et de la main le plein d'une attelle plâtrée, et relever l'attelle sur les faces antérieure et postérieure. Laisser le bord radial libre. Immobiliser le poignet et laisser le coude libre.

Lucas-Championnière.

Fractures des deux os de l'avant-bras. — Massage combiné avec les appareils.

FRACTURES DE LA CLAVICULE.

Tillaux.

Quand le déplacement est considérable, faire la réduction. Puis prendre une serviette assez grande pour que, repliées, les deux extrémités se croisent derrière le cou du malade. Plier la serviette en sautoir, mettre le bras à angle droit entre les deux lames du sautoir. Porter les deux pointes latérales en arrière et les attacher. Porter en haut les pointes supérieures. L'une passe sur l'épaule droite, l'autre sur l'épaule gauche. Attacher à l'extrémité de chaque pointe un bout de toile qu'on porte derrière le dos et qu'on attache aux deux extrémités transversales.

FRACTURES DU FÉMUR.

Tillaux.

Fractures du corps du fémur. — Mettre le blessé sur un lit en fer. Couper des bandelettes de diachylon de 3 centimètres de largeur, et les coller sur les faces latérales du membre, parallèlement à son axe, à partir du niveau de la fracture. Le milieu des bandes forme une anse au-dessous du talon. Maintenir les bandes par d'autres circulaires.

Ne pas chercher à réduire la fracture. Attacher au pied du lit un morceau de bois rond, au-dessus du niveau du matelas. Attacher une corde à l'anse de diachylon; la faire passer sur le morceau de bois et fixer un poids de 3 kilogrammes à l'extrémité de la corde. La contre-extension est faite par le poids du corps. Faire reposer la tête sur un coussin et relever les pieds du lit. Mettre le pied droit.

La fracture se réduit et le malade peut se lever vers le quarantième jour.

Lucas-Championnière.

Faire le massage, qui donne toujours de bons résultats.

Bouilly.

Fractures du col. — Mettre le malade dans la gouttière de Bonnet. Faire l'extension sur la jambe et la contre-extension sur le bassin.

Ou bien appliquer l'appareil d'Hennequin.

Fractures de l'extrémité inférieure du fémur. —

S'il y a un déplacement notable du fragment et une déviation de la jambe, faire la réduction, soit par une traction exercée sur la jambe, soit par propulsion directe sur le fragment. Immobiliser soigneusement le membre dans une demi-gouttière plâtrée postérieure. Celle-ci a le double avantage d'immobiliser le fragment et la jointure et de laisser à nu la partie antérieure de l'articulation.

Vers le 28° jour, commencer à imprimer quelques mouvements à l'articulation, pour prévenir la raideur.

FRACTURES DE L'HUMÉRUS.

Tillaux.

Fractures chez les jeunes enfants. — Appliquer de la ouate sur la peau, mettre une gouttière de carton et la maintenir par une bande.

Fractures du col. — Appliquer l'écharpe double. Laisser le bras immobile pendant 40 jours, en faisant exécuter de temps à autre des mouvements au coude et à la main.

Lucas-Championnière.

Fractures de l'extrémité inférieure. — La mobilisation prématurée est excellente.

Fractures de l'extrémité supérieure. — Même pour les fractures avec bruit de noix, faire le massage immédiat.

Fractures de la poulie humérale. — Faire le massage.

Bouilly.

Fractures de l'extrémité supérieure de l'humérus. — Quand le fragment supérieur est déplacé, faire la réduction et la maintenir. La réduction avec des poids est la meilleure. Appliquer ensuite un appareil plâtré. Si la tête de l'humérus est dans l'aisselle, endormir le malade et chercher à la ramener vers la cavité glénoïde.

Après avoir mis un coussin dans l'aisselle, ramener le bras contre le thorax, fléchir l'avant-bras à angle aigu et placer la main sur l'épaule du côté opposé.

Fractures du corps. — Si le déplacement est faible ou nul, mettre un appareil plâtré embrassant l'épaule, le bras, le coude et l'avant-bras jusqu'à son tiers inférieur. Maintenir la réduction jusqu'à ce que l'appareil soit sec.

Si le déplacement est considérable, faire l'extension continue jusqu'à ce qu'il soit corrigé et maintenir la réduction pendant la dessiccation de l'appareil plâtré.

Fractures de l'extrémité inférieure. — Réduire, puis appliquer des attelles plâtrées latérales ou une demi-gouttière postérieure. Serrer peu l'appareil.

Si le gonflement est considérable, mettre le membre à demi fléchi dans une gouttière. N'appliquer l'appareil plâtré qu'au bout de 8 jours.

L'avant-bras doit être fléchi un peu plus qu'à angle droit, le pouce dirigé en avant et en haut.

La durée de l'immobilisation est de 20 jours, chez l'enfant; 25 à 30 jours, chez l'adulte.

FRACTURES DE LA JAMBE.

Tillaux.

Faire la réduction, au besoin sous le chloroforme.

Appliquer un appareil plâtré. — Faire remonter l'attelle postérieure, composée de 12 ou 15 feuilles de tarlatane, partant de la racine des orteils et emboîtant le mollet, jusqu'à la partie moyenne de la cuisse. Faire passer les attelles latérales sur la plante du pied, en étrier, remonter le long des faces latérales de la jambe, en restant au contact des bords de l'attelle postérieure. Faire remonter les extrémités au même niveau que l'attelle postérieure. Fixer les attelles plâtrées avec une bande de toile et enlever la bande, quand l'appareil est sec. Maintenir les attelles avec quelques bandes de diachylon.

Si le fragment supérieur fait saillie, faire passer sur lui une des attelles latérales.

Lucas-Championnière.

Fractures au tiers inférieur ou à la partie moyenne. — Elles seront massées très avantageusement.

Dans certains cas, les sujets marchent au bout de 25 et de 30 jours.

Fractures bi-malléollaires. — Le massage donne de très bons résultats.

FRACTURES DES MÉTACARPIENS.

Bouilly.

S'il n'y a pas de déplacement, immobiliser la main avec une bande.

S'il y a déplacement, réduire et appliquer des attelles de gutta-percha ou de bois, rembourrées de ouate.

FRACTURES DU NEZ.

Tillaux.

Quand il n'y a ni déplacement, ni déformation, ce

qui est fréquent, appliquer des compresses résolutives.

Si un des fragments fait saillie dans la fosse nasale, le relever.

Si la voûte nasale est affaissée, la redresser et, s'il en est besoin, la maintenir redressée, en tamponnant les narines.

FRACTURES DE L'OLÉCRANE.

Tillaux.

Le coude étant placé à angle droit, si l'écartement est faible, conserver le bras dans cette position.

Si l'écartement est considérable, étendre le bras jusqu'à ce que les fragments soient en contact et maintenir le bras dans cette position avec un appareil plâtré. Ne pas aller jusqu'à l'extension complète.

Lucas-Championnière.

L'extension n'est pas la situation de choix. Préférer la flexion, meilleure au point de vue de la mobilité ultérieure.

Commencer les mouvements de bonne heure.

Dans les fractures de l'olécrâne, quoiqu'on arrive, par le traitement sans suture, à des résultats bien meilleurs que ceux qu'on obtient avec le même traitement dans les fractures de la rotule, il faut cependant pratiquer la suture.

L'atrophie musculaire, consécutive à ces fractures articulaires, est pour ainsi dire évitée par cette suture immédiate.

Placer deux fils d'argent, ne pas les retirer; cela allonge le traitement, cela peut être difficile, et c'est tout au moins inutile.

P. Berger.

Fractures obliques de la base de l'olécrâne. — Elles guérissent très bien sans suture, parce que le contact des surfaces osseuses peut s'obtenir facilement.

L'immobilisation pendant 20 jours suffit.

Fractures siégeant à la partie moyenne ou au niveau du bec de l'olécrâne. — Quand le fragment supérieur est écarté de l'extrémité cubitale, et que les insertions latérales du biceps sont déchirées, on peut faire la suture.

A la demi-flexion préférer l'extension.

Enfin, les fils de suture peuvent passer dans l'articulation, sans qu'il en résulte des inconvénients sérieux.

Michaux.

Placer deux fils d'argent et mettre le membre dans l'extension.

Au bout de trois semaines, on peut commencer les mouvements. Les fils seront enlevés ultérieurement.

FRACTURES DU PÉRONÉ.

Lucas-Championnière.

S'il y a de la mobilité de la malléole, le massage n'est pas contre-indiqué.

S'il y a tendance à la luxation du pied en dehors, on appliquera le massage à tout le pied, aux orteils, à la périphérie de l'articulation, à la jambe jusqu'au genou, en exceptant le foyer, ce qui est facile. Ensuite placer une bande roulée.

Ne pas laisser marcher pendant la première huitaine.

La guérison se fait après 10 jours, 15 jours, 3 semaines, au lieu de 4 à 6 semaines, terme atteint par l'emploi de l'ancienne méthode.

Absence complète de douleur dans la suite.

Fractures de l'extrémité inférieure. — Quand il y a peu ou pas de déplacement, mettre le membre dans une gouttière ou appliquer un bandage silicaté.

S'il y a fracture des malléoles et luxation du pied en dehors, réduire en tirant sur le pied, la jambe étant fléchie sur la cuisse.

Appliquer un appareil plâtré.

Au bout d'un mois, enlever l'appareil et imprimer des mouvements à l'articulation.

Fractures de l'extrémité supérieure. — Mettre le membre dans une gouttière et rapprocher les deux fragments, par une compression exercée avec un tampon de ouate.

FRACTURES DES PHALANGES.

Bouilly.

Appliquer une gouttière de gutta-percha et la maintenir par des bandes de diachylon.

FRACTURES DU RADIUS.

Lucas-Championnière.

Abandonner les appareils chez les gens âgés; l'absence d'immobilisation n'entrave en rien la guérison de ces solutions de continuité du squelette.

Employer le massage. Ce moyen thérapeutique n'entrave en rien la réparation osseuse et il a l'avantage précieux de faire cesser la douleur et d'assurer la conservation complète des mouvements.

Dans le cas de grand déplacement avec mobilité, on usera d'abord du massage.

Puis on appliquera un appareil. Comme appareil, on se servira d'une bande roulée.

Huit jours après, on emploiera de nouveau le massage.

Il faut ici prêter grande attention aux gaines tendineuses. Les doigts doivent être massés soigneusement. Les séances de massage seront répétées autant qu'il sera nécessaire.

Le sujet doit se servir de sa main le plus rapidement possible.

Disparition de la douleur, usage de la main dans la huitaine, retour des fonctions du poignet sans conservation de douleurs articulaires : tels sont les résultats.

Bouilly.

Fractures au quart supérieur. — Immobiliser l'avant-bras dans la demi-flexion et la demi-pronation avec une attelle plâtrée postérieure.

Fractures au tiers moyen. — Mettre le membre dans la demi-pronation. La réduction faite, appliquer un appareil plâtré, composé d'une gouttière postérieure, allant depuis le tiers inférieur du bras jusqu'à la face dorsale de la main et d'une attelle antérieure, courte, matelassée de ouate, comprimant la fracture et l'espace interosseux.

Fractures de l'extrémité inférieure. — Faire la réduction, appliquer un appareil silicaté circulaire. Ajouter à la partie dorsale un tampon de ouate passant sur le fragment inférieur et, à la partie palmaire, sur un niveau plus élevé, un autre tampon comprimant le fragment supérieur.

Ou bien faire la réduction, et appliquer ensuite une gouttière plâtrée antérieure, mise sur le membre en pronation, depuis le coude jusqu'au pli métacarpophalangien.

FRACTURES DE LA ROTULE.

Lucas-Championnière.

Ne pas pratiquer le massage; ouvrir l'articulation; faire la suture immédiate des fragments.

Commencer les mouvements peu de jours après la suture.

Bouilly.

Aussitôt après l'accident, appliquer une demi-gouttière plâtrée, montant jusque vers le milieu de la cuisse. Mettre le membre sur un plan incliné. Exercer une compression modérée sur le genou.

Quand l'épanchement a suffisamment diminué, rapprocher les fragments et les maintenir avec une bande de caoutchouc.

Schwartz.

Si l'épanchement est abondant, faire la ponction de l'articulation et évacuer le sang.

Si l'épanchement est peu considérable, ne pas s'en inquiéter.

Si on arrive avant toute réaction inflammatoire et que les fragments de l'os fracturé soient peu éloignés

l'un de l'autre (2 centimètres au plus) et si une légère
flexion du genou ne tend pas à les disjoindre davantage,
éviter l'opération sanglante, autant que possible, appliquer un bandage compressif ouaté, appliquer les
griffes de Duplay, après avoir, au besoin, chloroformé
le malade. Les retirer au bout de 25 à 30 jours et
mettre le membre inférieur dans un hamac. Dans ces
cas, le massage peut être conseillé.

Toutefois si le sujet est fort et si l'on a lieu de
craindre des rechutes, pratiquer de suite l'opération
sanglante.

Si l'écartement des fragments est de plus de 2 centimètres, s'il y a un épanchement manifeste, il faut alors
recourir à l'opération sanglante et pratiquer la suture
de la rotule. On laisse pendant quelques jours le
membre dans un appareil plâtré.

On doit rejeter la suture osseuse immédiate des
fragments, proposée par M. Lucas-Championnière,
dans les cas de fracture fermée. Ce procédé est recommandable seulement quand la fracture est compliquée de plaie.

FRACTURES DES VERTÈBRES.

Lannelongue.

Fractures des apophyses épineuses. — Recommander le repos.

S'il y a déplacement, ne pas tenter de le réduire,
car la réduction ne se maintient pas; et les efforts
de réduction pourraient amener une compression
médullaire au cas où d'autres parties vertébrales se-
raient fracturées; en outre la réduction se fait parfois
sans intervention.

Kirmisson.

Immobiliser le malade dans une bonne position. Le coucher sur un plan horizontal, quand on le peut sur, un matelas d'eau.

S'il existe un déplacement considérable, essayer la réduction brusque, mais se souvenir que, dans les lésions de la région cervicale, elle a déterminé la mort.

S'il y a rétention d'urine, sonder le malade matin et soir.

GANGRÈNES DES MEMBRES.

Verneuil.

Il faut établir des catégories dans les différentes espèces de gangrènes, le même traitement étant loin d'être applicable à toutes. Il faut distinguer :

Les gangrènes traumatiques, mécaniques ou infectieuses, dans lesquelles le trauma ne joue qu'un rôle minime ;

Les gangrènes emboliques ;

Enfin les gangrènes par artérite, d'origine diabétique, alcoolique, etc.

Parfois la temporisation est utile et donne d'assez bons résultats, à cause des pratiques antiseptiques.

Il est bon d'avoir recours aux pulvérisations phéniquées et au thermocautère.

Dans les gangrènes foudroyantes, il faudra amputer rapidement.

Au contraire, l'intervention rapide doit être exceptionnelle dans les gangrènes emboliques ou par artérite des vieillards.

Lucas-Championnière.

Il est impossible d'établir une loi générale, car les gangrènes sèches, les gangrènes séniles et les gangrènes traumatiques sont très différentes les unes des autres. Il faut agir d'une façon dissemblable, suivant les cas.

L'expectation peut être suivie de bons résultats, dans certaines conditions qu'il est du devoir d'un chirurgien de reconnaître.

Dans les conditions opposées, au contraire, l'opération immédiate est nécessaire.

P. Reclus.

En présence d'une gangrène, il faut laisser la lésion évoluer et attendre la séparation du mort et du vif, pour scier les os. En agissant de cette manière, on peut ne pas se servir de la bande d'Esmarch et on est sûr de ne pas avoir de complications sphacéliques.

Dans les grands traumatismes, il ne faut pas faire l'amputation immédiate ; il faut simplement momifier les membres atteints, pour ne les enlever que lorsqu'ils ne vivent plus.

Gangrènes septiques. — Faire des cautérisations très énergiques au thermocautère.

Quenu.

Gangrènes sèches. — On peut embaumer les parties qui ont été atteintes de traumatisme et n'intervenir que plus tard, car alors l'infection n'est généralement pas à craindre.

Gangrènes humides. — Il ne faut pas employer, pour les gangrènes humides, le même traitement que pour les gangrènes sèches.

L'amputation convient lorsqu'elles tendent à se limiter.

Reynier.

Quand on fait l'amputation, ne pas se servir de la bande d'Esmarch, afin de ne pas déplacer le caillot, s'il existe, et de ne pas refouler les produits septiques.

Bazy.

Pratiquer les débridements au thermocautère; cautériser avec l'huile créosotée et faire des pulvérisations d'éther sublimé; ne faire l'amputation que tardivement.

GANGRÈNE PULMONAIRE.

Périer.

Pratiquer une longue incision transversale sur la partie antérieure du thorax, dans le deuxième espace intercostal, au niveau d'un point, qui, par l'auscultation, est reconnu comme le plus voisin du foyer malade.

Cette incision met à nu le poumon, que l'on fixe par des pinces de Museux.

Après avoir incisé le tissu de l'organe, enfoncer une pince de Lister fermée dans la direction du foyer, atteindre le foyer et ouvrir la pince; le doigt, introduit dans la cavité, permet d'en apprécier la capacité.

Nettoyer la cavité, la laver au naphtol camphré et la drainer avec deux tubes en canon de fusil.

GASTROTOMIE.

Léon Labbé.

Faire l'antisepsie rigoureuse de la région.

Pratiquer une incision de 4 centimètres, parallèle aux fausses côtes gauches et à 1 centimètre en dedans. Cette incision aboutira à une ligne transversale, unissant l'extrémité des cartilages costaux de la neuvième côte.

Faire l'ouverture du péritoine.

Rechercher l'estomac et faire la suture à la paroi.

Faire l'ouverture de l'estomac et l'extraction du corps étranger.

GLAUCOME.

Panas.

Les myotiques, sous forme de collyres, considérés jusqu'ici comme de simples palliatifs, peuvent devenir des agents curatifs véritables, dans certaines formes de glaucome.

Les formes qui semblent en bénéficier le plus sont celles où les opérations seules (iridectomie ou sclérotomie) se montrent souvent impuissantes.

Pour obtenir des myotiques tout ce qu'ils peuvent donner, il faut en prolonger l'usage, pendant un temps plus ou moins long.

A tout prendre, ceux-ci constituent un moyen adjuvant des plus efficaces, toutes les fois que les opérations se sont montrées impuissantes à enrayer la marche croissante du processus glaucomateux.

GOITRE.

Duguet.

Prescrire les injections iodées interstitielles.

I. Manuel opératoire. — Le liquide employé comme substance à injection n'est autre que la teinture d'iode du Codex :

Alcool à 90°. . . . . 12 parties
Iode . . . . 1 —

l'action irritante de l'alcool et l'action spécifique de l'iode concourant à la cure du goitre.

L'instrument employé pour introduire le liquide est la seringue de Pravaz, tantôt en ivoire durci, tantôt en caoutchouc durci, tantôt la seringue de Pravaz ordinaire à injections hypodermiques. Les deux premières, si elles sont moins faciles à détériorer par leur contact avec la teinture d'iode, n'offrent pas le même degré de résistance, la même solidité que la seringue métallique.

L'important est d'avoir une bonne aiguille creuse, bien aiguisée, en acier.

La teinture d'iode attaque les aiguilles très rapidement.

L'aiguille creuse en or n'est pas assez résistante, surtout pour certains goitres, dans lesquels il s'est déjà produit des parties dures calcifiées.

L'aiguille en acier doré se détériore trop facilement.

La difficulté avec l'aiguille en acier est de la préserver de la rouille avec tous ses inconvénients et surtout la fragilité qui en résulte. Pour cela, aiguille et seringue sont lavées soigneusement dans une solution ammoniacale légère (alcali volatil), pour enlever toute trace de teinture d'iode. La seringue et l'aiguille sont alors maintenues en permanence dans un flacon contenant de l'huile phéniquée au 1/10e. L'asepsie de l'aiguille se trouve assurée et on n'a pas besoin de recourir au flambage qui détrempe l'acier et enlève à l'aiguille sa résistance.

Pour faire l'injection, le malade est assis vis-à-vis de l'opérateur.

Avant toute autre chose, faire, dans chaque séance, la mensuration de la tumeur :

1° Le ruban passe sous le goitre et derrière le cou;

2° Le ruban passe devant le goitre et derrière le cou ;

3° Il passe au-dessus de la tumeur et derrière le cou.

La tumeur est palpée avec soin, pour choisir le point dans lequel l'aiguille sera introduite, de préférence au niveau du centre de la tumeur et de la partie la plus charnue, la moins résistante au doigt, autant que possible en dehors des grosses veines que l'on voit ramper quelquefois à la surface du goitre, en dehors des battements artériels.

Si le goitre est de petit volume, on fait faire au malade de petits mouvements de déglutition qui en font ressortir le relief et en indiquent la position.

Le fonctionnement de la seringue est vérifié. On la remplit de teinture d'iode, on la vide d'air et on la confie à un aide.

Saisissant alors l'aiguille comme une épingle, entre le pouce et l'index de la main droite, on l'introduit perpendiculairement à la peau, lentement, en s'aidant d'un mouvement de vrille, aussi loin que possible vers le centre du goitre. On attend quelques secondes. Il peut s'écouler du sang pur, de la sérosité ou un liquide roussâtre. Dans le premier cas, il est évident que l'aiguille plonge dans un vaisseau; il serait de la dernière imprudence de pousser une injection de teinture d'iode; l'aiguille devra être retirée et plongée dans un autre point de la tumeur; l'injection ne peut être faite que lorsqu'on a trouvé un point par lequel il ne s'écoule point de sang.

Si le liquide est de la sérosité ou bien un liquide trouble, il suffit d'adapter une seringue vide sur l'aiguille, et de faire l'aspiration.

L'aiguille est maintenue en place, par son armature, à l'aide du pouce et de l'index de la main gauche. Avec la main droite, on saisit la seringue de Pravaz comme pour une injection hypodermique : on l'adapte soigneusement à l'armature de l'aiguille et on pousse l'injection lentement, en surveillant la figure du malade. Le procédé lent permet de s'arrêter rapidement, si l'on craignait la pénétration du liquide dans la trachée ou dans un vaisseau.

Aiguille et seringue sont retirées rapidement comme dans les injections hypodermiques ordinaires. Il suffit de comprimer avec le doigt la piqûre pour arrêter l'écoulement de tout liquide. Dans certains goitres avec dégénérescences fibreuses, la teinture d'iode se trouve projetée à l'extérieur, dès qu'on a retiré l'aiguille; dans ce cas, la douleur par le passage du liquide dans le trajet de la piqûre est plus vive que celle de la piqûre elle-même.

La dose injectée varie de une demi-seringue la première fois à une seringue (1 centimètre cube).

D'après leur sensibilité, faire revenir les malades, tous les 8 ou tous les 15 jours.

II. COMPLICATIONS.— Pour arrêter la toux qui peut se produire après l'injection, faire boire au malade, aussitôt l'aiguille retirée, quelques gorgées de vin.

Comme suites immédiates, il y a à noter : douleurs d'oreilles, torticolis, courbature avec fièvre, etc. Ces états sont très passagers et durent à peine un jour.

III. Contre-indications. — Les urines des personnes traitées sont examinées avant toute intervention.

Chez les albuminuriques et chez les femmes pendant leurs règles, les injections ne sont pas pratiquées.

Terrillon.

Injecter dans la tumeur de la teinture d'iode ou quelque autre liquide irritant.

1º Avoir une seringue à injection excessivement propre, afin d'éviter d'introduire des germes infectieux dans la plaie. Se servir de la seringue de Pravaz avec aiguille fine et courte. S'assurer de sa propreté, de son bon fonctionnement; pour détruire les microbes qui pourraient exister, la laisser un certain temps dans l'eau bouillante.

2º Enfoncer l'aiguille dans le corps thyroïde, à la profondeur de 2 à 3 centimètres, retirer la seringue, pour s'assurer qu'il ne coule pas de sang par la canule et qu'on pénètre sûrement dans le corps même de la tumeur, avant de pousser l'injection; puis, après avoir rajusté la seringue, injecter dans la tumeur la moitié du contenu de la seringue de teinture d'iode fraîche et pure. Ne pas retirer immédiatement la canule; mais attendre quelques secondes, afin que la teinture ne puisse s'écouler dans le tissu cellulaire sous-cutané. Si la première injection n'a provoqué qu'une légère douleur, avec un peu de gonflement, injecter une seringue entière.

3º Éviter de traverser les veines qui rampent dans le tissu cellulaire au devant du cou. Souvent, par le fait même de l'augmentation du corps thyroïde, la circulation veineuse est gênée dans la partie inférieure du cou, et les veines jugulaires sont plus gonflées et plus saillantes que d'habitude. On les voit alors facilement par transparence sous la peau, et il n'est pas difficile de les éviter dans ces conditions. Mais quelquefois, surtout chez les femmes grasses, les veines ne sont pas apparentes, et il faut, avant de piquer l'aiguille, s'assurer de l'endroit où on pourra faire l'injection sans risquer de les traverser. Pour cela, on dira au malade de faire un effort, pendant lequel les veines jugulaires gonflées deviennent assez apparentes pour que le chirurgien s'assure de leur situation au devant de la tumeur.

4° Espacer les opérations de quatre ou cinq jours, afin d'éviter les accidents d'iodisme ; de plus, ne pas pousser les injections dans les mêmes points.

On a vu des goitres guérir, par l'injection d'une seule seringue de teinture d'iode ; mais il en faut quelquefois une vingtaine pour ramener le corps thyroïde à son volume normal.

Au lieu de teinture d'iode, on peut injecter égale-ment de l'éther iodoformé au 1/10°.

GRANULATIONS DE LA CONJONCTIVE.

Panas.

Appliquer sur la conjonctive une pommade renfer-mant, suivant la gravité de l'affection :

Naphtol................. 10 à 30 centigr.
Vaseline................   30 gr.

A. Trousseau.

I. TRAITEMENT LOCAL. — Changer fréquemment les applications topiques. Voici quelques formules :

No 1. Glycérine neutre............ 10 gr.
       Tannin..................... 1 —

No 2. Eau....................... 10 gr.
       Sous-acétate de plomb liquide. 1 —

No 3. Eau....................... 10 gr.
       Sublimé................... 5 centigr.
       Alcool.................... Q. S.

Il y aurait inconvénient à employer le sous-acétate de plomb, si l'épithélium de la cornée était éraillé, à cause de la possibilité des incrustations métalliques.

Entre les cautérisations, appliquer les antiseptiques en compresses et en lavages froids.

Lorsque le malade ne peut être vu tous les jours ou tous les deux jours, le cautériser le plus souvent possible et, dans l'intervalle, prescrire, outre les lavages antiseptiques, la pommade suivante, à introduire entre les paupières une fois par jour :

Vaseline..................... 10 gr.
Iodoforme.................... 1 —

On peut remplacer l'iodoforme par 1 gramme d'huile de cade, 1 gramme d'oxyde jaune de mercure, ou 1 gramme d'acide phénique ou mieux encore 5, 10 ou 15 centigrammes de sulfate de cuivre.

Proscrire l'usage du bandeau, qui augmente le blépharospasme; permettre les lunettes fumées.

Contre l'élément douleur, prescrire les frictions faites autour de l'orbite avec la pommade suivante :

Onguent mercuriel................ 10 gr.
Extrait de belladone............. 3 —

A renouveler matin et soir.

II. Traitement général. — Donner l'huile de foie de morue, mais ne jamais donner à l'intérieur, en même temps que la pommade à l'oxyde jaune, de l'iode ou un iodure, qui formerait dans le cul-de-sac conjonctival une combinaison (biiodure) néfaste pour l'œil.

S'il y a tendance à l'ulcération ou à l'abcès, suspendre la pommade et la remplacer par le collyre suivant :

> Eau .... 10 gr.
> Nitrate de pilocarpine..... 5 à 15 centigr.

Insister sur les fomentations chaudes.

Repousser comme inutiles, voire nuisibles, les vésicatoires et le collyre à l'atropine.

GREFFE D'OS DÉCALCIFIÉS.

Le Dentu.

Substitués à un fragment d'os long ou à un os tout entier, les fragments d'os décalcifiés remplissent le rôle d'un soutien temporaire qui, avant sa disparition, laisse au périoste ou aux tissus osseux le temps de reconstituer un os nouveau.

La jeunesse du sujet, la conservation d'un étui périostique ou d'une gouttière osseuse, l'ablation aussi complète que possible des parties malades (substances osseuses ou fongosités), sont des conditions particulièrement favorables au succès.

L'antisepsie la plus rigoureuse est nécessaire.

La méthode peut trouver son application dans les circonstances suivantes :

1° Résections de petits os longs ou d'os courts entiers, pour tuberculose, ostéomyélite, tumeurs, etc. ;

2° Résections des os longs dans la continuité, pour fractures compliquées, tumeurs ;

8.

3° Évidements, pour ostéomyélite ou tuberculose ;

4° Trépanation du crâne, pour blessures, tumeurs, etc. ;

5° Traitement opératoire des pseudarthroses.

GRENOUILLETTE.

Tillaux.

Grenouillette aiguë. — Ouvrir la tumeur. Évacuer le contenu.

Grenouillette chronique. — Introduire un ténaculum dans la partie saillante de la tumeur et enlever la portion embrochée d'un coup de ciseaux courbes.

Laver la bouche. Cautériser l'intérieur de la poche au nitrate d'argent.

Quand les escarres sont détachées, renouveler la cautérisation deux ou trois fois.

Le Dentu.

Se servir de chlorure de zinc déliquescent ; avoir soin de faire pénétrer l'aiguille jusqu'au centre de la poche, pour ne pas agir directement sur ses parois, et ne jamais injecter plus de II gouttes de chlorure de zinc.

La réaction produite est souvent très vive ; mais ce moyen donne d'excellents résultats.

Felizet.

Pour obtenir la cure radicale, extirper la totalité de la tumeur par la voie buccale.

Premier temps. — Injection, dans la muqueuse buccale, au niveau de la tumeur, de XII gouttes d'une solution de cocaïne au 1/20°.

Deuxième temps. — Injection interstitielle de 8 à 10 centimètres cubes d'eau boriquée dans la muqueuse, autour du kyste. Cette injection distend les mailles de la muqueuse autour du kyste et le rend énucléable.

Troisième temps. — La muqueuse est entamée avec les ciseaux ; la grenouillette fait saillie entre les lèvres de l'incision, on commence à la décoller avec l'ongle. Lorsqu'une certaine portion de la tumeur a été ainsi attirée au dehors, elle est excisée, le contenu du kyste s'écoule et est remplacé par une petite éponge pour le distendre. Une fois la poche réduite à un moindre volume, on la referme à l'aide d'une pince ; le décollement est continué jusqu'à dissection complète, quels que soient le volume et la direction du pédicule.

HÉMATURIE.

Albarran.

Hématurie au cours de la rétention d'urine. — En présence d'une distension vésicale, quelle que soit son origine (prostatisme, rétrécissement, carcinose prostato-pelvienne), il faut toujours intervenir.

Commencer par le moyen le plus simple, le cathétérisme.

Si celui-ci échoue, recourir à la ponction hypogastrique et peut-être, dans certains cas, à l'opération de Cock ou à une intervention plus sérieuse.

Lorsque la vessie sera vidée et que l'urine s'écoulera librement au dehors, on verra, si le saignement existe, l'hématurie s'arrêter, comme cela arrive dans les hématuries des prostatiques, lorsqu'on place une sonde à demeure.

Il y a des cas où il ne faut pas vider la vessie d'un seul coup, sans précautions.

En présence d'une rétention aiguë de vingt-quatre à trente-six heures, l'évacuer d'un seul coup.

Si, au contraire, la distension est ancienne, considérable, vider le réservoir urinaire en plusieurs fois; on s'exposerait, sans cela, à des hématuries *ex vacuo* quelquefois redoutables, et il pourrait survenir une dangereuse anurie.

HÉMORROIDES.

Verneuil.

I. TRAITEMENT MÉDICAL. — Faire des pulvérisations carboliques.

La congestion disparaît et les douleurs s'atténuent très rapidement.

Ce procédé n'est pourtant pas toujours curatif, mais l'action bienfaisante qu'il exerce sur l'inflammation permet d'examiner facilement la région malade et d'instituer le traitement jugé nécessaire.

II. TRAITEMENT CHIRURGICAL. — Pratiquer la dilatation forcée du sphincter, soit avec les doigts, soit avec des spéculums dilatateurs ; basée sur le rôle important que jouent les fibres musculaires du sphincter dans la production des hémorroïdes, cette opération donne les meilleurs résultats.

P. Reclus.

Petites hémorroïdes. — TRAITEMENT MÉDICAL. — Il est applicable spécialement contre les *petites hémorroïdes.*

Éviter toute constipation, au moyen de laxatifs et de lavements. Avant chaque selle, tamponner le trajet sphinctérien avec une boulette de ouate hydrophile, du volume d'un pois, et imbibée de la solution de cocaïne à 2 pour 100.

Immédiatement après l'évacuation, lotions périnéales avec l'eau chauffée à 50 ou 55°.

Calmer la douleur par un nouveau tamponnage.

Hémorroïdes volumineuses et congestionnées. — TRAITEMENT CHIRURGICAL. — Faire coucher le malade sur le côté, la jambe qui ne repose pas sur la table fortement repliée sur l'abdomen, de manière à bien découvrir la région anale.

Commencer par insensibiliser la muqueuse, car elle est excessivement irritable ; la cocaïne est préférable à l'anesthésie chloroformique : pour cela, enfoncer dans le trajet sphinctérien pendant 4 minutes, un tampon de ouate hydrophile imbibé de la solution de cocaïne au 1/50° et enroulé autour d'une pince à forcipressure ; en même temps maintenir appliqué sur l'anus même un autre bourdonnet de ouate, imbibé aussi de cocaïne. Enfoncer alors un doigt dans le rectum, faire de l'autre main, avec une solution à 2 pour 100, six piqûres, chacune d'une demi-seringue de Pravaz, tout autour de l'anus ; faire pénétrer l'aiguille de la seringue entre la muqueuse et le tissu cellulaire qui entoure le rectum, et pousser le piston en même temps qu'elle chemine dans les tissus. Cette mesure évite d'injecter dans les veines, qui à cet endroit sont nombreuses, une trop grande quantité de cocaïne, ce qui pourrait produire des accidents.

L'anesthésie est suffisante et parfois complète.

Lorsqu'on la juge arrivée au degré voulu, introduire dans le rectum un spéculum bivalve à longues branches, et faire la dilatation graduelle.

La dilatation anale avec le spéculum est moins douloureuse que la dilatation avec les doigts.

La dilatation n'offre guère d'inconvénients ; jamais

on n'observe ni parésie sphinctérienne, ni incontinence fécale.

Si les masses hémorroïdaires congestionnées font issue : appliquer des compresses d'eau chauffée à 50° pour diminuer la douleur et la congestion.

Y a-t-il récidives? Pratiquer la suture avec pincement, durant l'anesthésie cocaïnique et après la dilatation. Un des bourrelets hémorroïdaires procidents est saisi avec une pince à mors droits, et sectionné au bistouri ou avec des ciseaux ; en même temps, on maintient la muqueuse sectionnée, avec des pinces à forcipressure qui arrêtent le sang. Finalement, faire la juxtaposition de la peau à la muqueuse et suturer.

On répète cette opération sur les autres bourrelets.

Comme pansement, introduire, dans le trajet anal, une mèche de gaz iodoformée, appliquer un tampon de ouate hydrophile et un bandage contentif en T.

En résumé :

Si les tumeurs sont gênantes et résistent au traitement médical, recourir à la dilatation pratiquée pendant l'insensibilisation cocaïnique ;

Si elles récidivent ou sont très volumineuses, pratiquer l'excision suivie de la suture.

En tenant cette conduite, point d'accidents actuels ou tardifs et point de rétrécissements ultérieurs. C'est une cure radicale.

Schwartz.

S'il y a des hémorroïdes en grappe au pourtour de l'orifice d'ouverture d'une collection purulente due à une pelvi-péritonite ouverte dans le rectum, on peut obtenir la guérison par le thermocautère.

Ozenne.

Hémorroïdes non procidentes et non douloureuses. — I. TRAITEMENT MÉDICAL. — Quand les *hémorroïdes ne sont ni procidentes, ni douloureuses,* qu'elles donnent simplement lieu, au moment des garde-robes, à un petit suintement sanguin, elles ne réclament que des soins médicaux.

Éviter la constipation à l'aide de purgatifs doux, de lavements froids.

Comme laxatifs, on conseille les eaux minérales magnésiennes et sodiques, la magnésie, le carbonate de magnésie, 2 ou 3 cuillerées à café, tous les deux ou trois jours, la rhubarbe, 50 centigrammes par jour, le cascara, l'huile de ricin. L'aloès, selon certains auteurs, aurait une action salutaire.

On prendra l'habitude de se présenter à la garde-robe à heure fixe ; matin et soir, il faut faire des lotions froides sur la région anale et prendre des lavements froids ou glacés, additionnés d'une substance astringente (alun, ratanhia, etc.) ou simplement acide borique ; le persulfate de fer, employé sous forme de pommade, de poudre, de suppositoires, agirait aussi avec efficacité.

A l'intérieur, recommander l'*Hamamelis virginica,* le *Capsicum,* 50 centigrammes à 1 gramme, en pilule.

II. RÉGIME. — Viandes blanches, légumes frais, fruits cuits, beurre, lait, raisin ; s'abstenir de gibiers faisandés, de fromages putréfiés, de légumes secs, de liqueurs et d'alcool ; éviter la station assise trop prolongée, faire de l'exercice en plein air.

Hémorroïdes procidentes. — I. TRAITEMENT MÉDICAL. — Faire rentrer les hémorroïdes avec une éponge imbibée d'eau froide.

II. TRAITEMENT CHIRURGICAL. — Dans le cas d'*hémorroïdes procidentes* ne rentrant pas, traiter par la chaleur : lotions, bains, applications d'éponges, pulvérisations phéniquées chaudes.

M. Priessmann (d'Odessa) emploie une solution iodo-iodurée de glycérine :

    Glycérine............................. 35 gr.
    Iode ....   1 —
    Iodure de potassium.................   5 —

Il l'applique toutes les 3 ou 4 heures, au moyen de petits tampons de ouate sur les hémorroïdes ; les applications sont un peu douloureuses au début, surtout si les hémorroïdes sont enflammées.

III. RÉGIME. — Pour les *hémorroïdes procidentes* rentrant facilement, aller à la garde-robe le soir, se coucher ensuite.

Même hygiène que pour les hémorroïdes non procidentes.

Hémorroïdes compliquées d'hémorragie. — I. TRAITEMENT MÉDICAL. — Si l'hémorragie est inquiétante : lavements et lotions glacés.

Ou encore se mettre dans un bain chaud à 35°, qui sera porté à 45°, l'anus étant maintenu béant par un spéculum olivaire à claire-voie.

II. TRAITEMENT CHIRURGICAL. — Tamponnement du rectum avec des bourdonnets de charpie saupoudrés d'iodoforme.

HERNIES.

Duplay.

MANUEL OPÉRATOIRE DE LA CURE RADICALE. — Le sac herniaire ayant été disséqué, puis ouvert, le bouchon épiploïque reconnu, comment faut-il se comporter à l'égard de ce dernier ?

Quelques chirurgiens disent : « Conservez-le et réséquez le sac au-dessous de lui ; en agissant ainsi, vous oblitérez l'orifice herniaire, vous vous opposez à la reproduction de la sortie des viscères. »

C'est une mauvaise pratique ; ce bouchon conservé ne me paraît être qu'une amorce à la reproduction de la hernie ; l'opération ainsi conduite ne laisse-t-elle pas subsister derrière ce bouchon l'infundibulum présacculaire qu'il faut toujours enlever, disséquer complètement, lorsqu'on veut faire une cure opératoire de hernie, qui mérite véritablement le nom de *radicale*.

Il est préférable de disséquer minutieusement les adhérences qui unissent le sac à l'épiploon. Ce dernier, après leur détachement complet, vient-il, en plus ou moins grande quantité, faire hernie au dehors ? Il faut le laisser sortir, le lier en chaîne et le réséquer ; puis enlever l'infundibulum et étreindre le péritoine à son tour.

C'est là une bonne opération, mettant le malade à l'abri de la récidive.

Le Dentu.

Hernies inguinales congénitales. — Quelles sont, dans les hernies congénitales, les indications de la cure radicale ?

Tout d'abord, dans les hernies de l'enfant, non compliquées d'ectopie testiculaire, il faut attendre. Le port d'un bon bandage suffit souvent à la guérison. Ce n'est que chez l'adolescent ou l'adulte qu'il est permis d'intervenir.

Chez l'enfant, quand la hernie se complique d'ectopie testiculaire, faut-il pratiquer à la fois l'orchidopexie et la cure radicale ? Ce serait très exagéré de le faire dans tous les cas. Sans doute, le port d'un bandage offre quelques difficultés. Il est assez difficile qu'il maintienne la hernie sans refouler, sans comprimer douloureusement le testicule. En donnant à la pelote du bandage une forme spéciale, évasée en fourche, en variant la forme de cette fourche, on réussira le plus souvent à tourner cette difficulté. Et, au moment de l'adolescence, dans bien des cas, la hernie aura fini par guérir, et le testicule sera descendu dans les bourses.

Mais il est des cas où la hernie est vraiment impossible à contenir et s'accroît; il en est d'autres où le testicule est douleureux, où il s'étrangle en quelque sorte à chaque instant dans l'anneau. C'est alors qu'une double opération est justifiée.

Le testicule sera bien dégagé de l'anneau, bien libéré des liens fibreux qui l'y unissent. La suture au fond même du scrotum n'est nullement indispensable. L'essentiel est que l'organe soit bien dégagé. On fait ensuite la cure radicale.

Dans la cure radicale des hernies congénitales, la décortication complète du sac, l'étranglement du collet par une double ligature sont impossibles, en raison des rapports spéciaux du cordon. Force est donc de laisser une partie, une bandelette du sac. Par suite, l'orifice supérieur n'est pas complètement fermé. Le résultat de la cure radicale est plus incertain que dans une hernie acquise. Ce n'est que le travail d'accollement adhésif de la séreuse qui complète ultérieurement l'occlusion.

Dans les hernies complètes, il existe une dernière difficulté. Pour enlever tout le sac, il faudrait enlever la vaginale testiculaire. Il faut bien se garder de faire cette ablation complète. Le sac sera sectionné transversalement au-dessus du testicule, en respectant, bien entendu, le cordon. La moitié inférieure sera fermée par une suture en surjet, reconstituant une véritable vaginale close. La moitié supérieure seule sera enlevée, autant que les rapports avec le cordon le permettront.

Tillaux.

Hernie crurale étranglée. — Le taxis réussit rarement après 48 heures.

Faire la kélotomie. — Pratiquer une incision parallèle à l'axe de la cuisse. Diviser couche par couche. Faire l'ouverture du sac. Débrider en arrière et en dedans.

Lucas Championnière.

Hernies sans étranglement. — Le danger couru par un sujet soumis à l'opération étant extrêmement faible, si certaines conditions sont observées, on peut affirmer que la cure radicale doit être aujourd'hui la règle et non l'exception, mais avec les réserves suivantes qui réduisent dans une certaine mesure le champ des opérations :

Chez les très jeunes enfants, ne pas conseiller l'opération. Sauf des cas exceptionnels, on n'a pas assez de tissus entre les mains pour s'assurer une action étendue, et l'opération ne manque pas de dangers.

A partir de l'âge de six ou sept ans, il en est tout autrement. L'enfant supporte très bien l'opération et son développement ne peut que gagner à cette intervention.

Chez le vieillard, l'opération est dangereuse, et il ne faut la faire que sur une indication pressante, surtout en présence d'accidents qui compromettent profondément la santé générale.

Même chez les sujets ayant dépassé la quarantaine,

il faut être prudent. Pour eux, l'opération ne doit être accordée qu'en présence d'accidents déterminés : douleur, irréductibilité, incoercibilité, troubles digestifs, impossibilité de travail, etc.

Chez les sujets de sept à quarante ans, on doit, au contraire, ne pas hésiter à faire l'opération; d'abord toutes les hernies qui présentent des accidents sont justiciables de l'opération : hernies douloureuses, irréductibles, incoercibles, croissant de volume, etc.

Il n'y a de réserves à faire que pour les sujets malades et cachectiques et pour ceux qui présentent de si mauvaises parois abdominales que les hernies se multiplient, que la paroi s'effondre en plusieurs points.

La hernie inguinale congénitale doit être opérée sans exception, surtout lorsqu'elle s'accompagne de quelque ectopie testiculaire.

Enfin, chez la femme dans les conditions de jeunesse suffisantes, l'opération devrait être pratiquée sans exception, puisqu'elle présente pour elle des bénéfices plus assurés encore et la débarrasse de l'imminence d'accidents particulièrement menaçants pour elle.

Hernie inguinale. — Toutes les précautions antiseptiques bien prises, inciser la peau au voisinage de l'anneau inguinal externe; ainsi on arrive sur le sac herniaire, lequel est mis à nu par une dissection attentive et après une hémostase superficielle soignée. Si le sac est trop long pour qu'on veuille le disséquer dans sa totalité ou s'il forme la tunique vaginale comme dans le cas de hernie congénitale, le sac est ouvert, soigneusement délergé, puis obturé par une éponge montée excessivement propre. Les lèvres de l'incision du sac, saisies dans des pinces à forcipressure, sont confiées à un aide qui les tire au dehors et les récline du côté opposé à celui où chemine l'opérateur. Celui-ci, procédant avec l'ongle, les doigts, la spatule, le bistouri ou les ciseaux, lorsque cela est nécessaire, dissèque avec soin le plus haut possible les parois du sac. Cette dissection doit être poussée de telle sorte qu'on aperçoive l'orifice interne, et que le péritoine, attiré par l'aide, soit bien détaché de toute adhérence avec cet orifice; dans ces conditions, l'éponge montée étant retirée, le sac est lié à son collet au delà même et on en pratique l'extirpation.

Lorsque la ligature du sac est terminée, qu'elle ait été faite par un simple lien circulaire ou mieux par un fil double entrecroisé comme pour le pédicule d'un kyste ovarique, on voit, immédiatement après la section, le pédicule du sac rentrer, pour ainsi dire, dans l'intérieur de l'abdomen d'où on l'avait attiré; c'est là un point très important, et que nous avons pu constater nous-même de la manière la plus nette dans bon nombre d'opérations.

G. Richelot.

Hernie inguinale. — Le procédé opératoire qui m'a donné les meilleurs résultats repose sur la destruction intégrale du sac, après une dissection poursuivie jusque dans l'abdomen et l'oblitération du trajet inguinal non seulement au niveau des piliers, mais dans toute sa hauteur, à l'aide de sutures profondes.

Pour remplir ce programme, *n'inciser jamais l'aponévrose du grand oblique*, comme le font certains chirurgiens, mais récliner fortement le pourtour de l'anneau avec un écarteur, de manière à pénétrer bien au delà de l'orifice interne. La dissection est d'autant plus facile qu'on monte davantage ; c'est un simple décollement, poussé très loin, qui permet d'attirer assez le péritoine pour que la ligature, une fois la section faite, remonte profondément et soit avalée, pour ainsi dire, par la cavité abdominale.

Ensuite, pour oblitérer le canal inguinal, introduire l'index gauche, dont la face dorsale protège le canal déférent, et passer très largement trois ou quatre fils de gros catgut qui enserrent le trajet perpendiculairement à son axe et le rétrécissent de haut en bas, de manière à laisser juste la place des éléments du cordon. Ces fils tiennent assez longtemps, avant de se résorber, pour aider à la constitution d'une forte colonne cicatricielle.

Ne pas inciser d'ordinaire l'aponévrose, quoiqu'elle donne la certitude de pousser la dissection assez loin, car avec du soin on peut arriver au même but sans ouvrir largement le trajet; et, de plus, la paroi reconstituée par les sutures pourrait manquer de solidité.

Peut-être y a-t-il des cas où l'incision est nécessaire à la dissection intégrale du sac.

Mais je ne veux faire aucun parallèle entre les procédés; je ne cherche nullement à établir la supériorité de celui qui m'a servi. Je veux seulement dire qu'il a été suffisant pour me donner une statistique d'où il ressort clairement que nous avons le droit de compter sur la guérison définitive de nos opérés et que la cure radicale des hernies mérite bien son nom.

Terrillon.

La cure radicale peut être faite dans deux conditions : soit qu'on la dirige contre une hernie simple, non accompagnée d'accidents, soit, au contraire, qu'on profite de la nécessité où l'étranglement met le chirurgien de porter le bistouri sur le sac, pour lutter contre les accidents immédiats et prévenir ceux qui pourraient se manifester plus tard.

Lorsqu'il s'agit d'une hernie non étranglée, l'opération comprend plusieurs temps qui sont :

1º L'incision des téguments et du sac;

2º La réduction des intestins;

3* Les manœuvres portant sur le sac (corps et collet);

4º L'obturation de l'orifice fibreux;

5º Le traitement de la plaie.

Ne jamais se départir des règles imposées par la méthode antiseptique; toute faute à cet égard peut coûter la vie à un homme, pour lequel sa hernie n'était qu'une infirmité insupportable.

Premier temps. — Raser la peau, la laver au savon, la déterger à l'éther ou à l'alcool; nettoyer les parties génitales, quand il s'agit d'une hernie inguinale ou crurale; sectionner la peau et les téguments couche par couche, lentement, jusqu'à ce qu'on rencontre le sac; le volume de la hernie commande l'étendue de l'incision.

Deuxième temps. — Ouvrir le péritoine avec précaution : l'intestin est à nu; il faut le réduire. Dans les cas simples, cette réduction est facile, mais cela n'est pas l'ordinaire; en effet ce sont le plus souvent les vieilles hernies volumineuses et irréductibles qui commandent l'intervention. Si donc l'intestin et l'épiploon qui l'accompagne rentrent facilement, les repousser avec les doigts dans la cavité abdominale; s'ils résistent, étudier les causes qui mettent obstacle à leur passage à travers le collet. Celles-ci varient suivant les cas; on coupe entre ligatures des brides épiploïques, on dissèque avec les doigts ou avec un instrument mousse les adhérences péritonéales, on sépare les néo-membranes, dont les lambeaux peuvent, du reste, sans inconvénient, rester adhérents à la paroi de l'intestin; enfin le paquet herniaire cède et est refoulé dans le péritoine.

Troisième temps. — Il ne reste qu'à s'occuper du sac, de son collet et de son corps. Fermer la porte à l'anse herniée et à la masse épiploïque qui l'accompagnait ; or, cette porte, c'est le collet du sac. Il y a plusieurs manières de l'oblitérer : on a le choix entre l'anse de catgut simple, l'anse double, triple, quadruple, la suture en faufilet de Czerny ; l'anse simple, bien serrée, pratiquée à l'aide d'un catgut très fort ou d'une soie antiseptique assez résistante, est ce qu'il y a de plus sûr et de plus facile à appliquer. Mais, quelque procédé qu'on choisisse, placer cette ligature le plus haut possible, jusque dans le péritoine. Il faut donc disséquer un peu le collet du sac, le libérer ainsi de ses attaches sous-séreuses, et tirer sur le péritoine. Celui-ci descend alors dans la plaie ; l'anse doit l'étreindre dans la partie culminante de l'incision.

La cavité abdominale est ainsi fermée, de façon que l'intestin soit maintenu d'une manière constante. Mais au-dessous de la partie étranglée par la ligature, il reste le sac ; que doit-on en faire ? On peut pratiquer un vrai capitonnage isolé des deux feuillets de la bourse péritonéale ; mais le capitonnage ne vaut pas l'extirpation du sac ; celle-ci doit être faite toutes les fois qu'on le peut. Elle n'est pas, en effet, toujours facile ; elle nécessite la dissection du sac, et il est des cas dans lesquels la séreuse adhère aux éléments du cordon, dont elle est difficile à séparer. Cette dissection se fait avec les doigts ; elle doit être longue, patiente, sans brusquerie. Quand tout le sac est ainsi séparé, on le résèque. Si, malgré tous les efforts du chirurgien, les adhérences sont telles qu'il ne puisse enlever que des lambeaux du péritoine, il n'a qu'à s'arrêter ; il résèque ce qu'il peut et il laisse le reste. L'inconvénient n'est pas grand.

Dans toute cure radicale de hernie inguinale, lorsque le testicule est placé dans une position vicieuse, en ectopie, l'extirpation du testicule est un moyen extrême. Elle s'impose quelquefois, surtout quand le testicule est en ectopie assez élevée ; mais toute glande séminale située dans la tunique vaginale, n'eût-elle atteint qu'un degré imparfait de développement, doit être laissée, sauf impossibilité.

Quatrième temps. — Pour mieux empêcher encore l'intestin de franchir la barrière nouvelle que lui constitue l'opération, on a pensé qu'il serait bon d'obturer l'orifice fibreux de la hernie. Le procédé le plus rationnel consiste à suturer les piliers de l'anneau herniaire aponévrotique. Or le tissu fibreux qui entoure l'anneau n'a aucune vitalité ; il est réfractaire à la réunion immédiate. Cependant cette pratique n'est pas toujours mauvaise ; pendant quelque temps, la suture maintient la cavité abdominale mieux fermée ; cela permet aux adhérences qui se font après la ligature du collet de s'établir solidement. Si les fils sont résorbables (catgut) ou parfaitement antiseptiques (soie phéniquée), ils ne retardent en rien la guérison.

Cinquième temps. — Après un lavage soigné, une hémostase parfaite, suturer les lèvres de l'incision, en prenant, dans l'anse du fil, toutes les couches tégumentaires. Drainer, s'il existe une surface cruentée assez étendue et si la dissection du sac a été pénible ; fermer l'incision sans drainage sur toute l'étendue, si l'opération a été simple et bénigne.

Recouvrir le champ opératoire par un pansement à l'iodoforme ou au salol, large, bien fermé, qui protège au loin la plaie contre les germes extérieurs.

Si l'opération a été bien faite, la guérison est nécessaire, et la réunion immédiate certaine.

P. Berger.

Hernie inguinale congénitale. — Jusqu'à cinq ans, ne pas faire l'opération de la cure radicale. Obtenir la guérison par les bandages.

De cinq à quinze ans, appliquer d'abord le traitement par les bandages. Ne tenter l'opération que :

1° Si la hernie est compliquée d'ectopie testiculaire. N'opérer que tard dans l'adolescence les hernies avec cryptorchidie. Si le testicule est ectopié dans le trajet inguinal ou vers la racine des bourses, et s'il y a danger pour la vie, opérer de suite. S'il n'y a pas d'accidents, si l'application d'un bandage est possible, attendre. S'il est impossible, opérer. Si, au cours de l'opération de cure radicale, le testicule ne peut être ramené et fixé à sa place normale, faire la castration ;

2° Si la hernie traitée par les bandages augmente graduellement de volume ;

3° Si la hernie a été le siège d'accidents d'étranglement ;

4° Si le sujet approche de la vingtième année.

Peyrot.

Hernie crurale. — Prescrire un bandage, de préférence, un bandage français à pelote dirigée en bas, avec un ressort assez fort pour bien maintenir la hernie. Le port d'un sous-cuisse est indispensable.

Malgré toutes ces précautions, la hernie crurale est toujours difficile à maintenir réduite. On lui a appliqué assez souvent déjà, et presque toujours avec succès, la cure radicale.

Schwartz.

Ne pas recourir à un transplant osseux, mais à une sorte de myoplastie.

Voici d'ailleurs le procédé :

Dans les cas de larges orifices et de très grosses hernies, il est absolument utile de consolider la région herniaire ; on s'est servi dans ce but de peau, de tampon, de catgut, de plaque d'os décalcifié ou non.

Hernie crurale. — En présence d'une énorme hernie crurale, présentant le volume d'une tête de fœtus à terme et occupant toute la moitié de la cuisse, sortant par un anneau défoncé qui laisse passer largement deux travers de doigt, impossible à contenir quoique facilement réductible, voici un bon procédé.

Pour fermer la large brèche crurale, disséquer un lambeau d'une longueur de 6 centimètres, emprunté au moyen adducteur, le renverser de bas en haut sur l'anneau crural effondré, en le laissant adhérent par son pédicule supérieur, et le suturer à la soie, en haut à l'arcade crurale, en bas à l'aponévrose du pectiné, en dedans à la gaine des vaisseaux ; la fosse laissée vide est comblée autant que possible par les tissus cellulo-graisseux et fibreux. Après quatre mois, l'opéré, surtout s'il porte un bandage de soutien, présente au niveau de l'anneau une paroi souple et résistante qui n'a pas bougé. Cette résistance contraste avec la faiblesse de la paroi immédiatement en dehors, au niveau de la gaine des vaisseaux fémoraux.

Hernie inguinale. — Ce procédé peut être adapté à la cure de la hernie inguinale. Pratiquer celle-ci comme d'ordinaire ; après avoir fendu, suivant les besoins, le trajet ou l'anneau herniaire, ouvrir, le long de son bord externe, la gaine du grand droit antérieur de l'abdomen, détacher de ce muscle un large lambeau à pédicule inférieur, comprenant la moitié ou le tiers de son épaisseur et ayant une largeur de 4 à 5 centimètres; le lambeau disséqué de haut en bas est adhérent par sa base. Insinuer ce lambeau derrière la partie interne de l'anneau inguinal et faire ainsi une doublure musculaire, suturée en bas à l'arcade crurale, à l'orifice herniaire.

De plus, suturer le lambeau en haut à ce qui reste du petit oblique et du transverse, en dehors du pilier externe de l'anneau, et réunir les deux piliers par 4 ou 5 points de sutures à la soie.

Après cette opération, les gaines musculaires, ouvertes pour la taille du lambeau, doivent être refermées et l'opération se termine comme habituellement.

Ces fragments musculaires, types d'une espèce d'autoplastie musculaire, forment au niveau de l'orifice herniaire un plan solide et résistant.

HYDARTHROSE.

Duplay.

Les moyens à employer sont peu compliqués; ils se résument dans : immobilité, révulsion, compression.

Immobilité absolue, c'est-à-dire, ne pas se contenter d'immobiliser le membre en le fixant au-dessus et au-dessous de la jointure malade. Placer le membre dans une gouttière en plâtre et l'immobiliser de telle façon que tout mouvement, volontaire ou spontané, soit impossible.

La révulsion, moins nécessaire que l'immobilité, sera obtenue au moyen d'un ou deux larges vésicatóires; s'ils ne produisent pas des résultats rapides, ne pas insister, ils ne donneront rien.

La compression est un moyen excellent. Pour la pratiquer, entourer la jointure de feuilles de ouate ou mieux encore de rondelles d'amadou superposées, puis serrer le tout au moyen d'une bande ordinaire, et refaire cette compression aussi souvent qu'il sera nécessaire pour la maintenir constante.

Dans beaucoup de cas, ces moyens suffisent.

Dans les cas chroniques d'emblée, quand l'épanchement n'offre aucune tendance à se résorber, recourir à un traitement plus énergique. Faire la ponction de l'articulation, ponction inoffensive avec les procédés chirurgicaux actuels, puis appliquer la compression sur l'articulation ponctionnée; si la ponction ne suffit pas, avoir recours à l'arthrotomie.

P. Reclus.

Hydarthrose du genou. — Injecter dans l'intérieur de l'articulation trois seringues de Pravaz d'une solution de cocaïne à 4 pour 100; puis, au point où l'on va enfoncer les trocarts, faire deux autres piqûres, de la même solution. Enfoncer les trocarts, l'un à droite, l'autre à gauche du genou. Il est plus facile de commencer par mettre en place le trocart inférieur, que l'on enfonce entre le bord externe de la rotule et l'extrémité inférieure du fémur. Le second trocart est placé plus haut, du côté opposé, dans le cul-de-sac inférieur de la synoviale. Prendre le trocart inférieur plus petit que le supérieur, afin de déterminer dans l'articulation une certaine pression; puis, avec une fontaine élevée, faire passer un courant d'acide phénique au 1/10ᵉ, en mettant le trocart supérieur en communication avec la fontaine. Celle-ci peut être plus ou moins élevée, suivant le degré de pression

que l'on désire atteindre. En général, un mètre au-
dessus du niveau du genou suffit.

Le liquide synovial est emporté avec le courant d'eau.

Continuer l'irrigation, jusqu'à ce que le liquide
qui sort par le trocart inférieur soit de l'eau pure et
ne se coagule plus par la chaleur.

Ce lavage se fait sans aucune douleur.

Comme traitement consécutif, appliquer un bandage élastique, et, par dessus une couche de ouate.
Élévation du membre et repos au lit.

Pendant les deux jours qui suivent le lavage, l'articulation est le siège de vives douleurs. Mais après
cette période, les douleurs diminuent et cessent complètement. L'épanchement ne se reforme plus, l'articulation devient mobile et le malade peut fléchir et
étendre la jambe le quatrième jour. La sensibilité à
la pression a disparu. Le huitième ou le dixième jour,
le malade marche bien. Cependant, ne pas se hâter
de rendre la liberté au patient, le maintenir au repos
complet pendant quelque temps.

HYDROCÈLE VAGINALE.

Félix Guyon.

Évacuer le liquide et introduire par l'entonnoir
10 grammes d'une solution de chlorhydrate de cocaïne
à 1/50e. Au bout d'une minute, on fait écouler complètement cette solution.

On introduit alors la teinture d'iode qui séjourne
trois minutes, pendant lesquelles l'opérateur malaxe
légèrement les bourses. La quantité de solution iodée
à employer varie avec le volume de l'hydrocèle : elle
n'a jamais besoin d'être considérable (30 à 40 grammes
en moyenne).

La formule de l'injection iodée, à laquelle il faut avoir recours, est celle de Velpeau : teinture d'iode iodurée, que l'on additionne d'un tiers d'eau seulement, et que l'on pourrait d'ailleurs employer pure.

Tout le monde se plaint du fonctionnement des meilleures seringues; il est donc préférable de remplir la vaginale à l'aide d'un *entonnoir adapté au trocart*. Cette manière de procéder atténue la douleur; mais l'entonnoir a en outre des avantages sérieux : quand on l'utilise, on n'est pas exposé à voir se produire la pénétration du liquide injecté dans les parois des bourses, et on économise ainsi un aide. Le nettoyage de ce petit instrument est des plus faciles.

Aucun traitement consécutif, si ce n'est le soutien des bourses enveloppées de ouate. Les malades sortent au bout de huit jours, mais la résolution complète n'est obtenue qu'après quelques semaines.

Sauf de très rares exceptions, on obtient d'emblée une guérison définitive dans l'hydrocèle simple.

Lannelongue.

Hydrocèle chez les enfants. — Employer l'injection à la teinture d'iode, solution au 1/5e, sans faire usage préalablement de cocaïne.

Avec les injections d'alcool, les récidives sont plus fréquentes.

Dans ces cas, il faut recourir à l'incision suivie ou non de l'excision partielle de la vaginale.

Polaillon.

Renoncer aux injections iodées et employer, comme liquide modificateur, une solution de chlorure de zinc à 1 pour 10 :

Eau............................... 10 gr.
Chlorure de zinc.................,   1 —

Voici comment on procède : Ponction avec un tro-cart assez fin et évacuation *presque complète* du liquide. Par la canule restée en place, injection avec une seringue de Pravaz d'*un* gramme de la solution précédente. Puis on malaxe le scrotum pendant quatre à cinq minutes et on laisse écouler la plus grande partie du liquide injecté, qui a pris une teinte et une consistance laiteuses par la coagulation de l'albumine. La canule est retirée et aucun pansement n'est nécessaire. L'opéré peut se lever avec un suspensoir. Le lendemain et les jours suivants, il y a une réaction assez forte, mais jamais intense. Un épanchement se reproduit, puis se résorbe en quinze ou vingt jours.

Ce procédé est peu douloureux, ne nécessite pas l'anesthésie, ni le séjour au lit d'une manière complète, et il guérit aussi sûrement que les injections irritantes.

Félizet.

Hydrocèle chez les enfants. — En cas de phimosis, l'opération de la circoncision guérit l'hydrocèle sans aucune intervention directe.

P. Reclus, Richelot, Reynier.

L'opération de la *cure radicale* ne présente aucune gravité, à condition de la régler suivant les pratiques antiseptiques modernes.

Le scrotum est savonné, lavé avec le sublimé chaud.

On l'anesthésie avec la solution de cocaïne chlorurée sodique de Schleich ; puis, on sectionne au bis-

touri la peau jusqu'à la tunique fibreuse; on injecte
alors une nouvelle traînée analgésique cocaïnée ; on
arrive ainsi lentement à la vaginale, et d'une main
légère, on incise la séreuse. On la lave au sublimé au
1/1000ᵉ chaud, on la dissèque très finement, comme s'il
s'agissait d'un sac herniaire. On n'enlève que le plus
mince feuillet qui double la fibreuse. On atteint ainsi
le voisinage de l'épididyme et l'on sectionne aux ciseaux. On suture par-dessus la peau sans drainage.

Pansement à la gaze iodoformée battue, maintenu
par un suspensoir.

La guérison est complète en huit jours.

Ainsi conduite, l'opération ne présente aucune complication et la récidive est absolument exceptionnelle.
Elle offre de plus l'avantage de permettre au chirurgien de se rendre compte de l'état des organes (testicule, épididyme) et quelquefois de compléter ainsi le
diagnostic.

Si la ponction exploratrice du début a révélé l'existence d'une hématocèle au lieu d'une hydrocèle, c'est
à ce procédé radical qu'on doit avoir immédiatement
recours.

HYDRO-ÉPIPLOCÈLE.

Duplay.

Tout d'abord soumettre le malade au repos dans le
décubitus horizontal et lui élever les bourses avec une
planchette. S'abstenir de toute intervention autre que
celle qui a pour but la cure radicale de l'affection et
en particulier de la ponction suivie d'injection iodée,
même de la ponction simple, qui, si elle n'est pas faite
d'une façon absolument aseptique, peut amener,
comme l'injection iodée, une péritonite mortelle.

Hydro-épiplocèles chroniques. — Le seul traitement applicable aux hydro-épiplocèles chroniques, c'est-à-dire à celles où l'épiploon est devenu irréductible, c'est la cure radicale de la hernie épiploïque.

Hydro-épiplocèle subaiguë. — Avec l'innocuité opératoire dont on jouit aujourd'hui et en tenant compte de la tendance aux récidives, agir de même dans l'hydro-épiplocèle subaiguë, après que le malade se sera reposé quelques jours.

HYGROMA PRÉROTULIEN.

Duplay.

Hygroma prérotulien traumatique. — Il est souvent professionnel. Il se traduit par un gonflement du genou, de la douleur, et même de la fluctuation. Cet aspect symptomatique peut, à première vue, en imposer pour un phlegmon diffus. Ce serait une erreur : dans l'hygroma même suppuré, il y a toujours limitation de l'œdème de l'inflammation ; la tendance à la diffusion est moindre, mais si elle se produit, le pronostic des complications possibles s'aggrave.

Quelle thérapeutique adopter ? Avant la suppuration, employer toujours le vieux cataplasme des classiques, il soulage ; s'il y a plaie, point de cataplasmes mais application de compresses imbibées d'un topique antiseptique.

Quand la suppuration menace ou existe, point d'hésitation : incision large de la poche, unique et même multipliée.

Après la guérison de l'hygroma, les récidives sont menaçantes ; d'où, comme opération complémentaire, lorsque les accidents aigus sont éteints, l'extirpation par la méthode curviligne.

Quant au traitement par les injections iodées et la

ponction, il convient si l'épaississement de la bourse séreuse est considérable et contre les hygromas anciens ; mais c'est une médication un peu hors de mode.

Hygroma prérotulien blennorrhagique.—Il se présente sous des allures un peu différentes. Dans l'histoire du malade, on trouve toujours une blennorrhagie plus ou moins ancienne.

Tout à coup, avec le grand tapage symptomatique habituel aux diverses complications articulaires d'origine blennorrhagique, il accuse des phénomènes généraux, une vive douleur du genou ; celui-ci s'œdématise, rougit et présente en avant de la rotule un foyer saillant de fluctuation. Rien dans l'articulation : on diagnostique l'hygroma, mais, après avoir discuté l'hypothèse d'une angioleucite diffuse, surtout s'il existe sur le pied ou sur la jambe des excoriations ou des écorchures.

Évidemment, l'indication thérapeutique différera peu de la précédente. On soignera la blennorrhagie.

Localement, avant toute intervention chirurgicale que la suppuration pourrait motiver, on s'en tiendra aux topiques et au repos.

L'incision viendra plus tard, s'il y a suppuration et menace d'infiltration dans le tissu cellulaire.

Plus tard l'extirpation, mais à la condition que la poussée inflammatoire ait disparu,

A propos de cette extirpation, recommander la méthode suivante : Habituellement on incise sur la ligne médiane, soit verticalement, soit crucialement. D'où une cicatrice médiane, qui devient une gêne, une douleur, ou l'origine d'ulcérations, quand il s'agit surtout d'un hygroma professionnel et que le malade continue de se livrer à son état. Il faut donc employer une incision curviligne, concave par en bas, et contournant la partie supérieure de la rotule. La cicatrice est ainsi abritée contre les chocs. C'est une précaution opératoire, en apparence bien petite ; en réalité, elle a son utilité pratique : raison suffisante pour la retenir.

HYPERTROPHIE DES AMYGDALES.

Monod.

S'il y a des concrétions calcaires dans l'intérieur de l'amygdale, qui soient de nature s'opposer au jeu de la lame mobile de l'amygdalot inciser au bistouri. On peut craindre l'hémorragi Pour arrêter l'écoulement sanguin, faire ouvrir largement la bouche du malade. La respiration se trouve ainsi facilitée, et le sang cesse de couler. Si l'hémorragie se prolonge, employer la glace ; dans les cas graves, on a eu recours à la compression de l'amygdale, soit avec le doigt, soit avec la pince de Halin, dont l'un des mors s'applique sur l'amygdale, tandis que l'autre presse sur la peau, dans un point correspondant.

HYPERTROPHIE DE LA PROSTATE.

Tuffier.

La prostatectomie sus-pubienne est l'opération de choix. C'est une taille hypogastrique avec résection de la prostate ; celle-ci se fera de façon différente, suivant la position, la forme, la dimension de la tumeur prostatique.

MANUEL OPÉRATOIRE. — S'il s'agit d'un lobe médian à pédicule large, en faire l'extirpation au bistouri, en creusant de chaque côté du pédicule et en plein tissu glandulaire, un véritable fossé, de forme triangulaire, à base supérieure et à sommet inférieur ; au lieu de rapprocher par la suture les deux versants du fossé, dans le sens transversal, ce qui aurait diminué la largeur du canal, réunir la lèvre antérieure ou urétrale à la lèvre postérieure ou vésicale. L'hémorragie est généralement insignifiante, et le meilleur moyen de se mettre à l'abri de cette complication consiste dans l'emploi du bistouri et de la suture.

Après l'excision du lobe prostatique, on peut, ou bien faire la suture partielle de la vessie et de la paroi abdominale avec drainage vésical, ou bien faire la suture totale de la vessie et de la paroi; cette dernière méthode est la méthode de choix, et, à moins de vessie « émusclée » ou de lésions vésicales étendues, compliquées de péricystite, c'est à elle qu'il faut avoir recours.

Les deux conditions *sine quâ non* du succès sont l'asepsie opératoire et la suppression complète de l'obstacle au cours des urines.

Il y a grand avantage à faire la suture des bords de la plaie vésicale au catgut; la soie, employée pour les sutures d'une plaie quelconque de l'appareil urinaire, peut devenir le point de départ d'incrustations.

Une sonde à demeure est de toute nécessité.

La symphyséotomie ouvre une voie large et permet d'apercevoir très nettement le col vésical et la région prostatique de l'urètre; mais elle sera surtout de mise pour d'autres altérations prostatiques.

INCONTINENCE D'URINE.

Félix Guyon.

Incontinence par atonie du sphincter. — Elle est justiciable de l'électrisation, comme toutes les parésies musculaires.

L'électrisation sera portée : chez les garçons, dans la partie profonde de l'urètre, au niveau de la portion membraneuse ; et chez les filles, contre l'orifice vésical.

On obtient généralement la guérison définitive.

Incontinence nocturne psychopathique. — Il semble que tous les moyens soient bons contre cette affection. La belladone, la strychnine, le chloral, l'antipyrine, la teinture de Rhus, le bromure de potassium, le seigle ergoté, la suggestion hypnotique et enfin l'électrisation par les courants induits, sans oublier les moyens qui consistent simplement à irriter l'urètre.

Il est difficile, de trouver une action commune à un pareil arsenal thérapeutique. Il faut bien admettre que la plupart de ces remèdes, quand ils agissent, ont plutôt une action suggestive que réellement physiologique.

Néanmoins, il est un de ces procédés qui trompe rarement : c'est l'électrisation par les courants induits.

Il semblerait, au premier abord, que l'électrisation devrait être inutile dans les cas où le sphincter urétral présente une tonicité normale. Il n'en est rien pourtant ; son action est, au contraire, très puissante chez les incontinents nocturnes psychopathes, tellement puissante même, qu'elle les guérit souvent en une seule séance.

Incontinence épileptique. — Elle résiste à peu près à tous les moyens de traitement local.

INFLAMMATION DE LA CAPSULE DE TENON.

Panas.

I. Traitement général. — A l'intérieur, administrer le salicylate de soude pour calmer les douleurs.

II. Traitement local. — Faire des instillations d'atropine et faire la compression.

Si le chémosis était trop volumineux, y pratiquer quelques scarifications.

INJECTIONS VÉSICALES.

Félix Guyon.

Acide salicylique...............	1 gr.
Alcool à 90°....................	10 —
Eau distillée...................	100 —

Mélanger cette solution avec 400 parties d'eau bouillie, de façon à obtenir une solution au 1/500°.

IRITIS.

Arm. Trousseau.

Iritis simple. — Éviter les synéchies, à l'aide des mydriatiques, et spécialement de l'atropine.

Au début, prescrire 4 à 6 instillations par jour du collyre suivant :

Eau.....................	1 gr.
Sulfate neutre d'atropine...	6 à 12 centigr.

II à III gouttes chaque fois.

Dilater la pupille et la maintenir dilatée.

A mesure que l'injection périkératique diminuera, se départir de la rigueur première, mais ne cesser les instillations de collyre que lorsque l'œil sera blanc depuis au moins 15 jours ou 3 semaines. Ne jamais les cesser brusquement.

En même temps qu'on usera du collyre, mettre sur l'œil, 3 ou 4 fois par jour, des compresses chaudes trempées dans la solution suivante :

> Eau............................ 300 gr.
> Acide borique.................. 12 —

La nuit, remplacer les compresses par l'application, sur l'œil, d'un tampon de coton hydrophile ; ce même tampon abritera l'organe malade, au cas où le patient serait obligé de sortir.

Contre la douleur de l'iritis, appliquer une sangsue à la tempe et faire des frictions autour de l'orbite avec la pommade :

> Onguent mercuriel .... 15 gr.
> Extrait de belladone............ 5 —

ou bien appliquer des compresses faites avec une infusion chaude de belladone ou de jusquiame. — Pratiquer, le soir, des injections de morphine, ou administrer le chloral à l'intérieur.

Si les exsudats sont abondants, lors même qu'il n'y aurait point d'antécédents syphilitiques, outre les frictions mercurielles, prescrire de 50 centigrammes à 2 grammes d'iodure de potassium par jour.

Contre l'insomnie, donner le bromure de potassium, les pilules d'extrait thébaïque et surtout le chloral.

Iritis séreuse. — Surveiller de près l'emploi de l'atropine et au moindre signe d'excès de pression remplacer l'atropine par le collyre suivant :

> Eau............................ 4 gr.
> Chlorhydrate d'homatropine .... 6 centigr.

au besoin encore par le collyre à l'ésérine, ou à la pilocarpine (6 centigr. pour 3 gr.).

Les purgatifs salins, les boissons théiques chaudes ou sudorifiques, les diurétiques sont indiqués.

Iritis parenchymateuse. — Insister sur l'emploi de l'atropine dont les instillations seront aussi fréquentes que possible.

Prescrire les préparations hydrargyriques, même s'il n'y a pas de syphilis.

Iritis suppurative. — I. TRAITEMENT LOCAL. — Localement abuser de la chaleur humide; instiller, trois fois par jour, II ou III gouttes chaque fois du collyre suivant :

> Eau.............................. 4 gr.
> Sulfate neutre d'ésérine........ 6 centigr.

II. TRAITEMENT GÉNÉRAL. — Recommander l'emploi du sulfate de quinine à l'intérieur.

Iritis chronique. — I. TRAITEMENT LOCAL. — Pour rompre les synéchies, instiller alternativement l'atropine et l'ésérine et au besoin pratiquer l'iridectomie, s'il y a des poussées fréquentes, si l'œil tend à s'atrophier, et surtout s'il se trouve dans une période de calme oculaire.

II. TRAITEMENT GÉNÉRAL. — Aider le traitement local par un traitement général approprié à la cause : syphilis, goutte, rhumatisme, etc.

KÉRATITE.

Tillaux.

Kératite suppurée. — Donner issue au pus.

Si le foyer occupe seulement la cornée, l'ouvrir largement avec un couteau de de Graefe.

S'il y a hypopion, diviser la cornée dans son tiers inférieur.

Si le pus est épais, l'extraire avec la curette.

Mettre sur l'œil des compresses chaudes.

Kirmisson.

Kératite ponctuée. — Employer les applications de sangsues, les onctions mercurielles belladonées, le bandeau compressif pour calmer les phénomènes inflammatoires. L'iritis étant souvent un élément de la maladie, les instillations d'atropine seront très utiles; les douleurs vives nécessiteront quelquefois la tension intra-oculaire. On hâtera la résolution par l'iodure de potassium à l'intérieur. Calmer les douleurs avec le salicylate de soude.

Abadie.

Kératite parenchymateuse. — Prescrire des injections hypodermiques avec :

Bichlorure de mercure	1 gr.
Chlorure de sodium	2 —
Eau distillée	100 —

Faire dissoudre.

Après dix ou douze injections, l'acuité visuelle s'améliore.

Les injections sont faites ordinairement, tous les deux jours, sous la peau du dos, en ayant soin d'enfoncer très profondément la canule sous le derme et de pratiquer ensuite un léger massage.

Si l'injection est mal supportée, on introduit sous la peau, quelques instants auparavant et par la même piqûre, 1 centigramme de cocaïne.

Arm. Trousseau.

Kératite phlycténulaire. — I. TRAITEMENT LOCAL.
— Introduire avec un pinceau, dans l'œil, une fois par
jour, gros comme un grain de blé de la pommade
suivante :

    Vaseline...................... 5 gr.
    Oxyde jaune de mercure....... 25 centigr.

Mettre sur l'œil, trois fois par jour, pendant un
quart d'heure, des compresses chaudes trempées dans
la solution :

    Acide borique................ 12 gr.
    Eau.......................... 300 —

Proscrire l'usage du bandeau, qui augmente le blépharospasme ; permettre les lunettes fumées.

Contre l'élément douleur, faire autour de l'orbite
des frictions avec la pommade suivante :

    Onguent mercuriel............ 10 gr.
    Extrait de belladone......... 3 —

A renouveler matin et soir.

II. TRAITEMENT GÉNÉRAL. — Donner le traitement général antistrumeux, spécialement l'huile de
foie de morue.

Mais ne jamais donner à l'intérieur, en même temps
que la pommade à l'oxyde jaune, de l'iode ou un
iodure, qui formerait dans le cul-de-sac conjonctival
une combinaison (biiodure), néfaste pour l'œil.

S'il y avait tendance à l'ulcération ou à l'abcès,
suspendre la pommade et la remplacer par le collyre
suivant :

    Eau.......................... 10 gr.
    Nitrate de pilocarpine..... 5 à 15 centigr.

Insister sur les fomentations chaudes.

Repousser les vésicatoires et le collyre à l'atropine, dont on a tant abusé, comme inutiles, voir même nuisibles.

KYSTES.

Tillaux.

Kyste essentiel de la mamelle. — Enlever non seulement le kyste mais encore la capsule, pour éviter toute récidive.

Donc faire l'incision, l'énucléation et l'enlèvement de la capsule; s'étendre assez loin pour extraire le tissu glandulaire.

C'est le moyen le plus sûr d'éviter les récidives.

P. Reclus.

Kystes hydatiques du foie. — I. TRAITEMENT MÉDICAL. — Commencer par la ponction, l'évacuation du contenu et l'injection parasiticide.

II. TRAITEMENT CHIRURGICAL. — Si, en raison de son encombrement par les vésicules filles, l'évacuation est lente et incomplète; si les parois en sont indurées ou calcifiées, pratiquer, séance tenante, l'incision sous l'anesthésie à la cocaïne: incision en deux temps quand la tumeur est intra-hépatique; en un seul temps, quand elle est superficielle.

Ce traitement est une méthode mixte. Il diffère des procédés radicaux de ceux qui conseillent toujours la ponction ou toujours l'incision. C'est bien là conséquemment une médication de choix.

Bouilly.

Kystes hydatiques du poumon. — Grâce aux nouvelles méthodes antiseptiques, cette maladie, jadis abandonnée à elle-même, a pu être combattue avec succès, par la *pneumotomie*.

Le siège de l'incision thoracique se trouve commandé par le siège même de l'échinocoque. Au point maximum de la voussure, à la zone de matité, on pénètre dans l'espace intercostal pour arriver directement sur le parasite. Cependant, pour les kystes du sommet qui font saillie à la région sus ou sous-claviculaire, en raison des conditions anatomiques de ces régions si riches en vaisseaux, on aura tout avantage à les attaquer par la région axillaire. Cette variété de kyste est d'ailleurs assez rare.

Le procédé opératoire employé est le suivant : un lambeau en U à base inférieure est dessiné et disséqué ; les muscles grand pectoral et petit pectoral sont incisés verticalement, et leur rétraction met largement les côtes à nu. Les côtes sont dénudées et réséquées sur une étendue de 6 à 7 centimètres. On obtient ainsi une large fenêtre quadrangulaire. On enfonce alors un trocart conducteur jusque dans la caverne pulmonaire. L'issue de gaz qui sort en sifflant, de liquide clair ou purulent et de sang indique que l'on a pénétré dans la cavité. On incise alors au thermocautère et suivant une direction transversale les plèvres dont les deux feuillets sont soudés et non reconnaissables. On pénètre alors dans le parenchyme pulmonaire carnifié et résistant, et on arrive ainsi sur la cavité que l'on incise. On nettoie la poche purulente, mais sans faire de lavage de la cavité ; on pourrait au besoin les toucher avec une solution de chlorure de zinc. Un drain est introduit profondément dans la caverne, la plaie cutanée est suturée et pansée. Le pansement n'est refait que quelques jours après ; et le drain peut être retiré assez rapidement.

Avant d'introduire le trocart directeur dans le kyste, on fera bien d'attendre que le malade soit endormi ; on évitera ainsi tout réflexe, et, par suite, on aura moins à craindre la mort subite. La résection costale devra presque toujours être employée. Cette intervention rend l'opération plus facile et n'entrave en rien la cicatrisation. Les adhérences qui unissent les deux feuillets de la plèvre, éloignent toute crainte de laisser le liquide kystique pénétrer dans la cavité de la séreuse. Donc inutile de faire l'opération en deux temps ou de suturer la plèvre viscérale au feuillet pariétal.

Pour inciser le parenchyme pulmonaire, tous les auteurs sont d'accord pour rejeter le bistouri et employer le thermocautère. On évite ainsi des hémorragies souvent abondantes et difficiles à arrêter. Le poumon, même sclérosé et carnifié, saigne abondamment, d'autant plus que les efforts de toux et la gêne respiratoire favorisent l'introduction du sang dans les bronches et le larynx et provoquent des quintes de toux et de dyspnée qui peuvent être inquiétantes.

Arrivé sur la poche kystique, il est facile de la saisir avec des pinces et de l'énucléer : on peut ainsi retirer l'hydatide entière. Il faut rejeter l'emploi des lavages qui sont irritants pour le poumon et produisent des quintes de toux. On évite ainsi de voir des débris membraneux, projetés dans le larynx, venir obstruer la glotte et produire des accès de suffocation.

L'opération est rapide. Elle ne dépasse pas vingt minutes. La guérison est prompte : l'expectoration diminue le jour même pour disparaître très vite, la fièvre tombe, les forces reviennent. La cicatrisation de la plaie pulmonaire se fait rapidement. En quelques jours les signes stéthoscopiques se modifient, les phénomènes cavitaires disparaissent et le parenchyme recouvre son intégrité.

Kirmisson.

Kystes du sinus maxillaire. — Pratiquer une large incision, soit au niveau de l'arcade alvéolaire, soit dans la fosse canine ou sur la voûte palatine. Par là, on évacue le contenu du kyste, on pratique des injections détersives et, à l'aide d'un stylet introduit dans le sinus, on détruit les autres kystes qui peuvent exister.

LITHOTRITIE.

Félix Guyon.

Débarrasser en une seule séance la vessie de tous les débris calculeux : cette méthode constitue la *litholapaxie*.

I. INSTRUMENTS. — 1o *Lithotriteurs*. — Employer des instruments aussi délicats que possible ; employer le plus souvent le lithotriteur n° 2 à mors fenêtrés.

2o *Évacuateurs*. — Donner la préférence aux sondes à petite courbure, mesurées sur l'angle que font avec la tige les mors d'un lithotriteur n° 2 et munies sur les parties latérales de deux orifices allongés suivant l'axe de l'instrument, et dont le plus petit diamètre atteint presque les trois quarts du calibre intérieur.

3o *Aspirateur*. — Il est composé d'une poire en caoutchouc destinée à faire le vide et à refouler du liquide dans la vessie, communiquant d'une part avec le tube évacuateur, d'autre part avec un réservoir situé à sa partie inférieure et où viennent s'amasser les fragments aspirés de la vessie, sans pouvoir y rentrer.

II. MANUEL OPÉRATOIRE. — *Premier temps. Broiement.* — Il faut broyer, broyer le plus possible. L'évacuation, c'est le broiement.

Deuxième temps. Évacuation. — Faire des lavages évacuateurs, pour débarrasser la vessie de la poussière calculeuse ; faire l'évacuation à l'aide de l'aspiration, qui s'adresse aux fragments de quelque importance.

Pour les lavages et l'aspiration, employer une solution d'acide borique à 4 pour 100.

Cette méthode permet d'opérer par le broiement des calculs volumineux allant jusqu'à 5 centimètres et demi, qui jusqu'alors n'étaient justiciables que de la *taille.*

Th. Anger.

Lithotritie périnéale. — De l'état de la prostate et de son volume dépend l'indication du choix de l'intervention.

Si l'organe est volumineux, on ne doit pas tenter de lithotritie périnéale ; la voie hypogastrique est la seule à suivre.

Dans le cas contraire, la voie périnéale peut être choisie.

Bazy.

La coïncidence des calculs et des rétrécissements conduit à se poser la question du meilleur traitement à opposer aux calculs. Si le rétrécissement est la lésion principale, le calcul est la cause principale de la douleur et des troubles.

Si le rétrécissement est dilatable, la question est simple, et le cas rentre dans la catégorie des calculs sans rétrécissement.

S'il n'est pas dilatable, on peut et on doit faire l'*urétrotomie externe* et si après cela on peut passer les instruments de la lithotritie, on se comporte comme précédemment.

Si, le calcul étant justiciable de la lithotritie, on ne peut passer les instruments, il convient de faire une *urétrotomie externe* au niveau du dernier rétrécissement, de passer à travers l'ouverture périnéale les instruments de la lithotritie, puis le canal étant suffisam ment élargi dans les autres points, de mettre une sonde à demeure, après avoir fermé la plaie périnéale.

Cette opération sera encore plus indiquée dans le cas où il existerait des fistules, des callosités périnéales.

La *taille hypogastrique* ne serait indiquée que par le volume et la dureté des calculs.

Assurément, elle pourrait paraître indiquée, car elle permettrait de dévier le cours des urines pour permettre aux plaies urétrales de se cicatriser; mais comme elle nécessiterait ensuite le placement d'une sonde à demeure pour fermer la plaie hypogastrique, le bénéfice en serait perdu.

Lithotritie chez les obèses. — Pratiquer la lithotritie, de préférence à la taille hypogastrique, malgré les difficultés que présente l'introduction du lithotriteur, au niveau de la prostate.

Cette introduction nécessite même des manœuvres spéciales.

Dans les cas où la difficulté des manœuvres opératoires semble être une indication de la *taille hypogas-*

trique, mieux vaut encore avoir recours à la lithotritie, qui guérit plus rapidement et plus sûrement.

LUXATIONS.

Th. Anger.

Luxations traumatiques. — Substituer à l'action
de la moufle mise en œuvre par des aides, celle des
tubes ou des bandes élastiques. Au bout d'un temps,
variable suivant l'étendue du déplacement, les obs-
tacles à la réduction et la vigueur des muscles, en
dix, quinze, vingt minutes, une demi-heure, la tête
luxée reprend tout à coup sa situation primitive. Ce
procédé si simple joint, à son efficacité, l'avantage
d'être peu douloureux et de ne pas nécessiter l'emploi
du chloroforme.

Par ce procédé, l'extrémité osseuse déplacée reprend
d'elle-même ses rapports normaux; en conséquence,
la coaptation, l'acte par lequel le chirurgien met au
contact les surfaces abandonnées, est devenue inutile. Elle est cependant, parfois nécessaire, et une
main habile peut éviter un grand déploiement de
force par la direction qu'elle sait imprimer aux surfaces articulaires. Tout à coup un soubresaut particulier, une sorte de claquement se produit; le
membre reprend son attitude, la région sa forme première, et les mouvements sont rendus possibles, quoique douloureux.

Appliquer un bandage, car il y a encore des déchirures ligamenteuses qui, au moindre mouvement,
laisseraient la tête articulaire s'échapper.

LUXATIONS DE L'ÉPAULE.

Léon Le Fort.

Luxations anciennes de l'épaule. — Sous les luxations de l'épaule non réduites, il se fait un travail de réparation.

Au bout de six semaines, et surtout après, la capsule n'est plus béante, les ligaments déchirés se cicatrisent et se rétractent, la tête humérale contracte des adhérences anormales. On est donc obligé d'employer la force pour vaincre ces résistances. Cette force à employer se présente sous trois formes : les *aides*, les *moufles*, les *appareils spéciaux*.

Tout aide qui tire sans s'arc-bouter produit une force de 30 kilos ; mais, s'il prend un point d'appui, celle-ci atteint 90 kilos.

Lorsque l'on emploie les moufles, il faut avoir soin de mesurer la traction avec un dynamomètre ; elle ne doit pas dépasser 100 kilos en moyenne.

L'époque pendant laquelle les luxations de l'épaule sont réductibles, est extrêmement variable : lorsque, après certaines tentatives, la réduction paraît impossible, il ne faut pas insister, dans la crainte de déterminer par des tractions intempestives, des accidents graves, tels que rupture de l'artère ou de la veine axillaire, arrachement de quelques branches du plexus brachial, déchirures des muscles de l'épaule.

On ne cherchera pas à réduire quand même une luxation ancienne ; mais, par des procédés de douceur, on s'efforcera d'obtenir la mobilisation de la tête de l'humérus.

Si cette mobilisation est impossible, toute tentative de réduction devra être écartée.

Arm. Desprès.

Le malade est assis, le dos appuyé sur une chaise.

Un premier aide passe sous le bras luxé une alèze pliée en cravate et maintient les chefs de l'alèze.

Un deuxième aide enveloppe la partie inférieure du bras luxé avec un mouchoir mouillé et saisit le bras à deux mains par-dessus le mouchoir.

Puis les deux aides se penchent en arrière et exercent une traction sur les muscles du bras et de l'épaule.

Au bout de deux minutes, le deltoïde se relâche.

Au bout de trois minutes, les aides sont fatigués et remplacés, un par un, sans que la traction cesse un seul instant.

Le chirurgien suit la marche de la tête de l'humérus et, quand elle est arrivée au niveau de la cavité glénoïde, l'aide qui tire sur le bras imprime à l'humérus de légers mouvements de rotation ; la luxation se réduit, généralement, au bout de huit minutes.

Tillaux.

1o Rapprocher le coude du tronc en le portant en arrière et fléchir l'avant-bras.

2o Faire la rotation en dehors, le bras étant maintenu contre le thorax.

3o Porter le coude en avant et en haut, en fixant bien le coude maintenu dans la rotation en dehors.

4o Si on échoue, mettre sur le coude un lacs extenseur et un autre autour du thorax pour la contre-extension. Le bras est porté dans l'abduction complète et on charge deux aides de faire des tractions graduées. Le médecin, placé en dehors, fait la coaptation.

En cas d'insuccès, opérer la réduction pendant l'anesthésie.

Ricard.

Luxations récidivantes de l'épaule. — Détacher, dans toute leur étendue, les insertions du deltoïde sur la clavicule et sur l'acromion, puis rabattre ce muscle en dehors et en arrière sous la forme d'un vaste lambeau ; faire relever par un aide le muscle coraco-brachial, de façon à découvrir le sous-scapulaire au niveau de son insertion scapulo-humérale, et libérer les bords inférieur et supérieur de ce muscle de façon à mettre à nu la capsule.

Le bras est mis en rotation forcée en dedans, de façon à relâcher la paroi antérieure de la capsule ; on passe alors dans toute la hauteur de cette paroi, à travers la capsule et dans l'épaisseur du muscle sous-scapulaire, trois fils de grosse soie plate, verticalement dirigés et placés à 2 centimètres l'un de l'autre.

Les extrémités libres de ces fils sont liées deux à deux, de façon à réduire la paroi antérieure de la capsule en un moignon épais et rigide.

On procède ensuite à la suture du deltoïde, dont le nerf est resté intact, puis aux sutures superficielles.

Ce procédé procure une guérison parfaite ; la luxation ne se reproduit pas et la liberté des mouvements articulaires n'est en aucune façon gênée.

LUXATIONS DU FÉMUR.

Ricard.

Luxations anciennes irréductibles. — Reconstituer la cavité articulaire à l'aide de la gouge, de la rugine ou du maillet, et réintégrer dans cette nouvelle cavité cotyloïde soit la tête fémorale elle-même, si elle n'est pas trop déformée, soit seulement le col, si on a été obligé de réséquer la tête, parce que sa réintégration était devenue impossible, ce qui est le cas le plus fréquent.

LUXATIONS DU GENOU.

Tillaux.

Chloroformer le malade.

Un aide exerce une traction sur le pied et le chirurgien presse directement avec les deux mains sur les saillies osseuses.

Mettre ensuite un appareil inamovible pendant deux mois.

Lucas-Championnière.

Luxations anciennes irréductibles. — I. MANUEL OPÉRATOIRE. — Ouvrir largement l'articulation en dedans, creuser sur le condyle interne une fosse en forme de gorge de poulie pour y fixer la rotule, refermer ensuite la plaie.

Toutes les articulations luxées sont justiciables d'opérations du même genre.

II. CONTRE-INDICATIONS. — Les contre-indications à l'intervention sanglante sont peu nombreuses : tout au plus pourrait-on mentionner la présence d'une néarthrose ou d'une ankylose qui laissent néanmoins au membre une liberté suffisante pour le libre exercice de la profession du malade ; les troubles trophiques parvenus à un degré très prononcé ; l'âge avancé du malade ; les tares pathologiques anciennes.

LUXATIONS DE LA HANCHE.

Tillaux.

Luxation iliaque. — Anesthésier le malade, couché sur le dos, le siège reposant sur le bord du lit.

Le genou est saisi de la main gauche et le pied de la main droite. On fléchit d'abord la jambe sur la cuisse, puis la cuisse sur le bassin à angle obtus. Imprimer alors un mouvement de rotation en dehors avec douceur.

S'il y a de la résistance, modifier la flexion de la cuisse jusqu'à ce que la tête fémorale se déplace.

A un certain moment, la tête rentre dans la cavité.

Luxation pubienne. — Faire la même manœuvre, mais avec un mouvement de rotation en dedans.

Luxation ischiatique et ovalaire. — Fléchir la cuisse à angle droit sur le bassin et faire la rotation.

Si on échoue, mettre le membre dans l'extension; deux aides font une traction pour dégager la tête. L'avant-bras passé sous la cuisse, on élève brusquement le membre, en lui faisant exécuter un léger mouvement de rotation.

La réduction faite, appliquer un bandage de corps pour fixer le bassin; prescrire le repos au lit pendant 15 jours.

Lejars.

Luxation congénitale de la hanche. — Dans les luxations congénitales même anciennes, chez les sujets qui ont dépassé seize ans, pratiquer l'opération sanglante. Le procédé de choix est la résection modelante, qui abat la tête fémorale, arrondit le col, creuse le cotyle, réduit et suture.

Par une longue incision faite dans le sillon ischio-trochantérien, arriver, après avoir relevé le muscle grand fessier, sur les muscles pelvi-trochantériens; détacher tous leurs tendons, et décoller les muscles à la rugine courbe.

Exciser la tête fémorale, taillader le col du fémur et l'arrondir de façon à figurer une nouvelle face articulaire. Au moyen de la gouge et du maillet, creuser une nouvelle cavité cotyloïde, dans laquelle on engagera la tête artificielle. Puis pratiquer des plans successifs de suture, au nombre de quatre, au moyen de gros catgut.

Réunir les débris de la capsule, les tendons péri-trochantériens, les muscles, les aponévroses superficielles, de manière à reconstituer un solide plan de soutien.

Appliquer de suite l'extension continue pendant un mois et demi; après cela, imprimer des mouvements passifs au membre. Après quelques séances de massage et d'électrisation, le patient se met à marcher et deux mois après il marche bien avec un simple raccourcissement de 5 centimètres.

Ricard.

Luxations traumatiques. — Creuser une cavité cotyloïde nouvelle, au milieu des ruines de l'ancienne, et décoller la capsule.

Quand on fait une résection pour une déformation, on ne sait jusqu'où on ira, on opère jusqu'à ce qu'on ait mis le membre dans la possibilité de fonctionner, la nature fait le reste. Il faut aller aussi loin que possible, jusqu'à rendre le membre ballant, la destruction a moins d'importance qu'on ne le croit.

On n'a pas d'ascension du fémur, mais il est vrai qu'avec les autres procédés on ne l'a pas toujours; ce qui est à craindre en pareil cas, c'est la raideur articulaire.

Ce procédé est supérieur à ceux mis en usage jusqu'à présent (*arthrotomie* avec replacement de la tête dans sa cavité ; simple *résection fémorale*).

Seul, ce procédé permet de lutter contre les deux causes qui font que les anciennes opérations sont restées presque toujours impuissantes pour la correction de la difformité.

Seul, il permet de remédier aux modifications anatomiques qui se produisent à la longue (interposition de la capsule entre la tête et la cavité cotyloïde qui se comble ; raccourcissement des muscles péri-cotyliens).

Nélaton.

Luxations traumatiques. — La simple *arthrotomie* avec replacement de la tête n'est pas possible, la plupart du temps, même en faisant une ténotomie des muscles péri-cotyliens.

Quant à la *résection* pure et simple, elle est suivie au bout de cinq à six mois d'ascension du fémur.

Quand, au contraire, on creuse une cavité cotyloïde nouvelle, la disposition des parties empêche cette ascension de se produire.

Luxations pathologiques. — Le procédé qui consiste à creuser une cavité cotyloïde nouvelle pourrait être mis en pratique pour les luxations pathologiques.

LUXATIONS DU MAXILLAIRE INFÉRIEUR

Tillaux.

Réduire la luxation le plus tôt possible.

Le coup de poing sous le menton souvent employé est un procédé peu physiologique et trop brutal.

Il vaut mieux porter les pouces dans la bouche pour exercer une pression favorable : appliquer les pouces dans le vestibule à la base de l'apophyse coronoïde, ce qui empêche le pincement des doigts du chirurgien entre les arcades dentaires.

Abaisser d'abord le maxillaire pour dégager le condyle et l'apophyse coronoïde accrochée ou non ; puis, le maxillaire étant maintenu abaissé, le repousser en arrière.

On arrive à ce double mouvement en interposant dans la partie moyenne des bords alvéolaires un corps étranger résistant.

Si on échoue avec ce procédé, employer le chloroforme.

Si on ne peut pas encore parvenir à faire la réduction, employer la pince de Stromeyer qui donne [une force considérable.

LUXATIONS MÉTACARPO-PHALANGIENNES.

Farabeuf.

Pratiquer la flexion en arrière (*traction sur la phalange redressée*).

Le métacarpien étant fixé dans l'opposition par un aide, la phalange est saisie avec la main, ou mieux avec la pince de Farabeuf, fléchie en arrière et ramenée de haut en bas vers la surface articulaire du métacarpien en grattant ce dernier : cette manœuvre a pour résultat de refouler l'os sésamoïde externe et le ligament glénoïdien progressivement jusqu'au cartilage ; alors la phalange les suit instantanément.

LYMPHADÉNOMES DU COU.

Paul Reclus.

I. TRAITEMENT MÉDICAL. — Prescrire la liqueur de Fowler à l'intérieur. Commencer par V gouttes matin et soir, et augmenter de II gouttes par jour; interrompre dès que se manifestent les premiers symptômes d'intoxication.

Ordonner le phosphure de zinc, concurremment avec l'arsenic.

II. TRAITEMENT CHIRURGICAL. — Faire en même temps des injections interstitielles de liqueur de Fowler dédoublée, tous les deux jours, en commençant par VIII gouttes et en s'arrêtant à XX.

MAL DE POTT.

Kirmisson.

I. TRAITEMENT CHIRURGICAL. — Immobiliser les parties malades; s'il y a de la douleur ou des abcès par contagion, maintenir le malade au lit dans une gouttière de Bonnet.

S'il y a paraplégie, prescrire des révulsifs sur la colonne vertébrale.

Dès que la réparation osseuse commence à se faire, poser des appareils permettant la marche et la station (appareil de Sayre). Ne pas chercher à rétablir les mouvements par le massage.

II. RÉGIME. — Toniques.

MAMMITES.

Verneuil.

Mammite aiguë. — Pulvérisations anté, intra et

post-opératoires au moyen de solutions phéniquées, à 1 ou 2 pour 100, désinfecter ainsi la région, et alors drainer les parties qui suppurent.

Mammite volumineuse avec fistules non reliées entre elles et collections purulentes profondes. — Les pulvérisations fréquemment renouvelées et suffisamment prolongées font avorter les abcès et préviennent l'érysipèle et tout accident septicémique. La rougeur disparaît et le sein diminue de volume.

Lorsque l'intervention chirurgicale est nécessaire, pratiquer les pulvérisations avant et après l'opération : elles aident à la guérison et font disparaître toute chance de fièvre d'inoculation.

Grosse mamelle chaude et douloureuse. — Accident fréquent à la suite de l'accouchement; les pulvérisations les font redevenir souples et indolores.

Mammite généralisée diffuse, dont la nature cancéreuse ou inflammatoire est souvent douteuse. — Trois pulvérisations par jour produisent la résolution complète.

MASTOÏDITE SUPPURÉE.

Duplay.

La mastoïdite suppurée peut guérir spontanément; le pus tend à se faire jour au dehors, mais y arrive plus ou moins vite selon l'épaisseur de la paroi externe des cellules. Quand les conditions anatomiques sont favorables, l'os s'use et l'abcès interosseux s'ouvre.

Malheureusement, le plus souvent, la paroi à traverser est très épaisse et atteint 1 centimètre et demi; il faudra alors un long temps au pus pour pouvoir arriver au dehors. La paroi interne des cellules mastoïdiennes est, au contraire, très mince dans la grande majorité des cas, réduite à l'épaisseur d'une feuille de papier, de telle sorte que le pus aura beaucoup plus de facilité pour se frayer une voie dans l'intérieur du crâne. Or, la paroi interne répond au lobe cérébral postérieur, au cervelet; elle est côtoyée par le sinus latéral; l'issue du pus vers ces organes sera donc suivie d'abcès du cerveau, de thrombose des sinus, de pyohémie, accidents presque toujours, sinon toujours mortels.

La collection purulente peut encore se diriger vers un autre point et aboutir en arrière et en bas, au-dessous de la gouttière digastrique; le pus s'épanche alors presque toujours dans la gaine du sterno-cleido-mastoïdien et l'abcès siège au-dessous de l'apophyse. Quand on appuie au-dessous et en arrière, on refoule du pus dans la caisse, et ce refoulement indique la manière dont s'est faite l'ouverture de l'abcès. Dans ces cas, il faut, au moment de l'opération, faire une contre-ouverture; quelquefois, cependant, même dans ces conditions, la trépanation ordinaire suffit.

En présence d'une mastoïdite, il n'y a pas à hésiter, il faut faire la trépanation. C'est là une opération qui n'offre aucun danger, surtout depuis que l'on applique la méthode antiseptique.

Lorsque l'on redoutait encore la trépanation, on avait conseillé de faire une incision sur l'apophyse et d'attendre quelques jours; on n'intervenait que si les symptômes ne rétrocédaient pas. Je ne conseille pas d'agir ainsi : dès que le diagnostic sera posé, il faudra recourir à la trépanation.

Les perforateurs spéciaux, les poinçons sont inutiles ou dangereux. Les instruments nécessaires sont une gouge, un maillet, un petit ciseau et une cuiller tranchante.

Faire l'incision immédiatement en arrière du pavillon sans le décoller; elle doit être faite de manière qu'un tiers de sa longueur soit au-dessus des cellules horizontales et les deux tiers au-dessous. Presque toujours on coupe une branche de l'artère auriculaire, sur laquelle on placera simplement deux pinces.

Une fois arrivé sur le périoste, il faut le décoller de façon à mettre à nu la surface externe de l'apophyse mastoïde; puis, avec le ciseau et le maillet, enlever en décollant une lamelle d'os, de manière à arriver dans le tissu spongieux.

Quelquefois un simple coup de ciseau suffit pour ouvrir les cellules; plus souvent, il faut aller plus ou moins profondément. Pour cela, on prend la gouge et l'on creuse, en allant d'arrière en avant et de dehors en dedans, en suivant la direction de la paroi postérieure du conduit auditif osseux. Bientôt, le pus apparaît, et, avec la cuiller, on enlève les fongosités qui existent souvent dans les cellules.

Quelquefois on ne trouve pas de pus; il ne faut pas trop s'en étonner, et l'amélioration dans l'état du malade ne s'en produit pas moins.

Le traitement consécutif est simple. Pendant les premiers jours, il est utile de placer un petit drain dans les cellules et d'y faire des injections quand on renouvelle les pansements. Généralement, elles ressortent par l'oreille; quand ce fait ne se produit pas, il n'y a pas lieu de s'en inquiéter : cela peut tenir à un simple gonflement de la muqueuse de l'orifice de communication.

Après une huitaine de jours, on pansera à plat, et la guérison surviendra rapidement.

NÉCROSE.

Duplay.

Nécrose tuberculeuse du pubis. — Si toute ou

presque toute l'épaisseur du pubis est prise, on ne peut se contenter de faire l'ablation des os malades en totalité.

Dans les os plats, il est bien difficile de décider la limite entre le tissu sain et celui qui est malade. Une opération parcimonieuse laisserait du tissu patholo-gique; dans les os plats, il faut donc tout enlever.

Une incision ou plutôt deux incisions en T, l'une horizontale, longeant le bord supérieur du pubis, l'autre verticale, descendant vis-à-vis de la symphyse, permettront de constater la limite des parties saines et des parties malades. L'incision servira à explorer les trajets.

Un trait de scie à chaîne séparera l'os malade de l'os sain.

Malgré cette interruption de la ceinture pelvienne, le sujet pourra marcher. Du tissu fibreux plus ou moins solide rétablira la continuité. Le sujet se tien-dra sur ses jambes; il marchera en canne, mais mar-chera.

Il est inutile d'obéir à une telle considération; car elle ne crée pas une contre-indication.

Arm. Desprès.

Nécrose simple. — Extraire le séquestre. Inciser les téguments et ouvrir l'os avec une rugine et une gouge. Trépaner l'os dénudé au fond d'une fistule qu'on a eu soin de dilater avec l'éponge préparée et perforer la paroi opposée de la cavité avec le perforatif du trépan. Passer un drain par cet orifice et le faire mouvoir tous les deux jours. Laisser le drain en place 18 mois à 2 ans pour le fémur, 6 mois à 1 an pour le tibia et le calcanéum.

Nécrose fistuleuse. — Quand il y a des fistules et

qu'on sent un os à nu et mobile, extraire le séquestre
et faire le drainage.

Nécrose récidivante. — Si la nécrose est une récidive d'une ancienne nécrose, même si l'on ne sent pas
de séquestre mobile, faire le drainage d'emblée.

NÉVRITE.

Paul Reclus.

Névrite aiguë. — Les névrites intenses, les névrites
parenchymateuses, celles qui se terminent par la destruction du filament axile, sont graves : la régéné-
ration est douteuse ou précaire; l'impotence devient
incurable.

I. TRAITEMENT LOCAL. — Immobiliser la région;
recourir aux antiphlogistiques, aux injections sous-
cutanées de morphine pour apaiser les douleurs.

II. TRAITEMENT GÉNÉRAL. — Lorsque la névrite
aura pour cause une diathèse : rhumatisme, goutte
ou syphilis, on essayera du traitement général, qui
seul pourra donner des succès durables.

OBSTRUCTION FÉCALE ET CONSTIPATION REBELLE.

Monod.

Dilater le sphincter anal. Il n'est pas contraire aux
données de la physiologie de croire que la fermeture
habituelle de l'orifice anal peut amener un état de té-
nacité exagérée du sphincter, que ne peut vaincre
l'action déjà affaiblie des fibres musuculaires dont le
rôle est de dilater l'anus en l'attirant en haut. En
supprimant l'action prédominante du sphincter et en

laissant ainsi toute leur force aux agents propulseurs des matières, on leur permet de récupérer et d'augmenter leur énergie primitive.

Pratiquer la dilatation à l'aide de l'instrument de Trélat, curetter l'intestin avec le doigt, la curette métallique pouvant présenter des dangers. Déblayer l'ampoule rectale des masses qui s'y sont accumulées. Du reste, ce déblayement peut se faire en plusieurs jours, au moyen de douches rectales et d'un ou deux laxatifs, les matières finissant par se désagréger et tomber de l'intestin dans l'ampoule rectale.

Une demi-dilatation peut suffire; on peut la pratiquer avec les pinces, sans aller jusqu'à la rupture, comme s'il s'agissait de fissure à l'anus.

Une fois le résultat obtenu, en assurer la durée par une hygiène bien comprise et la série des précautions ordinaires réclamées par la constipation.

OCCLUSION INTESTINALE.

Tillaux.

I. TRAITEMENT MÉDICAL. — Essayer les douches gazeuses par l'anus avec un siphon d'eau de Seltz et une sonde œsophagienne poussée aussi haut que possible.

Appliquer l'*électricité*, en se servant d'une pile de Gaiffe de 14 à 16 éléments. Le pôle rectal ou interne est négatif; il est formé d'une sonde en gomme qui porte un mandrin métallique rattaché par un fil conducteur à l'un des fils de la batterie; on l'introduit le plus haut possible. Le pôle externe est une plaque de peau de chamois mouillée; on l'applique sur la région dorsale, après avoir poussé dans le rectum une petite quantité d'eau salée, faire passer le courant pendant un quart d'heure.

Si l'on veut obtenir des contractions énergiques, il faut renverser brusquement le courant.

II. Traitement chirurgical. — La *gastrostomie* est indiquée dans l'invagination, dans l'occlusion par étranglement interne, dans les rétrécissements cicatriciels purement fibreux.

Préférer l'*entérotomie* dans l'étranglement à forme chronique, surtout s'il y a de la péritonite, dans l'obstruction par corps étrangers. Le lieu d'élection de l'entérotomie est au niveau de la fosse iliaque droite, à quelques travers de doigt au-dessus de l'arcade crurale. Ouvrir la première anse d'intestin qui s'offre à la vue.

Monod.

Dans les cas aigus, ne pas insister sur les purgatifs.

Avant de faire la *laparatomie*, exciter les contractions de l'intestin avec des lavements électriques et provoquer l'expulsion des matières, si elles sont la cause de l'occlusion.

Si ce moyen ne réussit pas, faire la laparatomie, pour aller à la recherche de l'obstacle.

Peyrot.

I. Traitement médical. — Si l'occlusion date de quelque temps, éviter l'insufflation, les injections forcées de liquide et de gaz.

Essayer le lavage de l'estomac ou la ponction de l'intestin avec une aiguille capillaire.

L'électricité (courants induits ou continus) est indiquée, tant qu'il n'y a pas de complication inflammatoire.

II. Traitement chirurgical. — La *laparatomie* est indiquée dans les cas d'occlusion aiguë, à condition qu'elle soit pratiquée de bonne heure. Elle est indiquée dans les cas où l'intestin est comprimé par une tumeur extérieure, dans certains cas de corps étrangers. Elle est plus incertaine dans les obstructions chroniques.

L'*entérotomie* est applicable dans les cas d'occlusion chronique.

Kirmisson.

Exclure du traitement l'emploi des purgatifs pour leur subsister la diète et l'opium.

L'emploi des purgatifs est plein d'inconvénients; ils exagèrent les douleurs et le ballonnement du ventre; ils entretiennent les vomissements et hâtent le développement de la péritonite.

Au contraire, soumet-on le malade à la diète et aux opiacés, les vomissements sont supprimés, l'intestin est maintenu immobile, les douleurs cessent et l'éclosion de la péritonite en est retardée. Il y a donc tout intérêt pour le malade à employer cette méthode de traitement.

Elle est également très favorable au diagnostic; le ballonnement du ventre étant évité, on peut beaucoup plus aisément palper l'abdomen en tous sens, combiner le palper abdominal au toucher vaginal et au toucher rectal, et recueillir des renseignements précis au sujet du siège et de la nature de l'occlusion.

Enfin, il est à peine besoin d'insister sur les avantages considérables du traitement par la diète et les opiacés dans l'occlusion intestinale, au point de vue de l'intervention chirurgicale. Chacun sait que la plus grosse difficulté dans la laparotomie pour occlusion résulte de la protrusion au dehors des anses intestinales distendues qui viennent s'épanouir à la surface de l'abdomen, et dont la réduction est pleine de difficultés et de dangers. En l'absence de tympanisme, les recherches deviennent infiniment plus simples, l'opération plus facile et moins périlleuse.

Il y a donc un très grand intérêt à condamner l'emploi des purgatifs.

Schwartz.

Pratiquer le *lavement électrique*.

I. TECHNIQUE. — Prendre une pile de 24 éléments, munie d'un galvanomètre. L'excitateur rectal se compose d'une longue sonde en gomme, recourbée, munie à son bout libre d'un mandrin métallique dont l'extrémité n'atteint pas le niveau de l'œil de la sonde et qui est rattaché au pôle négatif de la pile. Le pôle positif est formé par une large plaque en étain recouverte de peau de chamois.

Introduire la sonde dans le rectum aussi loin que possible et appliquer sur le ventre la plaque d'étain mouillée. Injecter doucement par la sonde un litre d'eau tiède salée et faire passer le courant. Commencer par 10 milliampères et aller progressivement jusqu'à 30 ou 40. Faire passer le courant pendant 5 minutes, puis renverser le sens du courant. Recommencer toutes les 20 ou 30 secondes, pendant 5 ou 10 minutes, jusqu'à ce que le malade accuse un besoin pressant d'aller à la selle.

II. CONTRE-INDICATIONS. — 1° S'il y a une asthénie cardiaque consécutive à une lésion du cœur ou causée par le retentissement de la lésion abdominale sur la circulation ;

2° Si le pouls est petit, précipité, intermittent ;

3° Si, au bout de plusieurs séances, il se produit une modification du pouls indiquant une dépression progressive ;

4° Si l'on soupçonne une lésion organique ou une rupture de l'intestin.

ONGLE INCARNÉ.

Félix Guyon.

Fixer solidement l'orteil avec la main gauche, plonger le bistouri perpendiculairement, immédiatement en dehors du bourrelet fongueux, à un millimètre en arrière du niveau de la matrice de l'ongle; puis, tournant la lame en avant, tailler un lambeau externe, formé par toute la partie latérale saine de la pulpe. Faire tenir ce lambeau écarté, porter le bistouri de nouveau au fond de l'incision et, d'un seul coup, enlever la partie charnue, le bord unguéal incarné et la partie de la matrice correspondante. Appliquer le lambeau externe contre la surface saignante, le maintenir en contact au moyen d'une petite bandelette.

On obtient ainsi l'écartement de l'ongle et des parties molles.

La cicatrisation se fait par réunion immédiate en huit ou dix jours.

Lucas-Championnière.

Laver le pied avec de la décoction de Panama, puis avec une solution phéniquée à 5 pour 100.

Faire l'anesthésie locale.

Arracher l'ongle et exciser les bourrelets.

Faire un nouveau lavage avec la solution phéniquée.

Appliquer ensuite de la ouate salicylée, imprégnée de :

Acide borique...................... 2 gr.
Vaseline........................ 10 —

Saupoudrer par dessus avec de l'iodoforme.

Mettre ensuite un peu de ouate salicylée, puis de la ouate ordinaire.

Laisser ce pansement jusqu'à guérison.

Th. Anger.

L'ongle incarné pourrait être une ulcération d'origine microbienne.

Anesthésier l'orteil avec un mélange de glace pilée et de sel marin, laissé en contact avec la partie pendant deux minutes.

Détacher une languette en tissu sain, longeant le sillon ulcéré et ayant sa base en arrière de la matrice de l'ongle.

Toute la partie malade étant enlevée jusqu'à l'os, sous la forme d'une bandelette circonscrivant le sillon ulcéré et la partie de l'ongle qui y touche, transporter le premier lambeau qui remplit la portion enlevée.

Pansement au diachylon; le lever au bout de dix jours.

Quenu.

Après avulsion de l'ongle, faire une incision transversale tangente à la lunule et située à sa partie antérieure. Cette première incision dépasse légèrement de chaque côté les bourrelets fongueux. Des extrémités de cette incision, faire partir deux autre incisions antéro-postérieures longitudinales, d'une longueur de 2 centimètres environ, prolongeant pour ainsi dire sur la face dorsale de l'orteil les bords latéraux de l'ongle. Pratiquer alors, au fond de la gouttière unguéale, dont on soulève la lèvre superficielle avec une pince, une nouvelle incision transversale qui, avec la première incision et les extrémités des deux incisions longitudinales, forme un rectangle circonscrivant toute la matrice de l'ongle que l'on résèque.

Il n'est pas utile, pour éviter toute récidive, d'enlever le lit de l'ongle. Les parties rétro-lunulaires et lunulaires constituent seules la matrice de l'ongle, les cellules du derme sous-unguéal, situées en avant du bord antérieur de la lunule, ne concourant pas à la formation du limbe cornéal.

OPHTALMIE.

Panas.

Ophtalmie blennorrhagique. — Faire avec des solutions de permanganate de potasse, non pas des lavages, mais des irrigations prolongées nettoyant bien les culs-de-sac conjonctivaux et la face interne des paupières.

Écarter les paupières au moyen de releveurs perforés, ou de blépharostats à branches creuses, auxquels on adapte un tube de caoutchouc.

Pratiquer, toutes les huit heures, des irrigations d'un demi-litre ou plus, avec une solution allant de 1 pour 5000 à 1 pour 2000. Pour enlever la légère coloration des téguments externes produite par le permanganate, se servir de la solution suivante :

    Solution saturée de bisulfite de soude   2 gr.
    Eau distillée ....   100 —
    Acide chlorhydrique ....   IV gouttes

Ces irrigations donnent des bons effets, mais il faut se servir concurremment des cautérisations habituelles.

Constantin Paul.

Ophtalmie purulente. — Douches oculaires à l'eau tiède et instillations avec un collyre au tannin à 1 gr. 50 pour 20.

Budin.

Ophtalmie purulente des nouveau-nés. — Lavages avec une solution de naphtol α, lequel est deux fois plus antiseptique que le naphtol β.

La solution non alcoolisée est ainsi composée :

Naphtol α.................. 20 centigr.
Eau...................... 1000 gr.

Alterner avec des cautérisations au nitrate d'argent.

Le gonflement des paupières [et la conjonctivite cèdent rapidement ; les cautérisations peuvent devenir plus rares ; si le naphtol ne peut remplacer le nitrate d'argent, il rend service comme adjuvant : il est préférable à l'eau boriquée.

Valude.

Ophtalmie purulente. — Le naphtol constitue un puissant adjuvant dans l'ophtalmie purulente. La solution employée se compose de 20 centigrammes de naphtol α pour un litre d'eau. Un effet principal, unique du naphtol, paraît être d'amener rapidement une diminution de la tuméfaction inflammatoire. C'est un résolutif de premier ordre. A ce titre, les lavages

à la solution de naphtol, de même que l'application
de compresses fraîches, imbibées de cette solution,
pourront amener une guérison prompte des maladies
de la conjonctive et des paupières, en occasionnant
une résolution des symptômes fluxionnaires.

C'est en ce sens que ce médicament a paru agir,
et on comprend que l'effet en doive être remarqué,
dans les ophtalmies de l'enfance surtout, qui s'accompagnent toujours d'un gonflement des tissus, qui
peut, à la paupière, devenir énorme.

Dans les ophtalmies purulentes graves, la solution
de naphtol constitue un antiseptique qu'il est avantageux d'adjoindre aux cautérisations habituelles.

Dans les ophtalmies légères des nouveau-nés et
spécialement dans les ophtalmies purulentes des
scrofuleux, les mêmes lavages antiseptiques pourront
suffire à amener une résolution rapide des symptômes.

Le naphtol est préférable aux autres antiseptiques,
au sublimé par exemple, mais ne doit en aucun cas
être substitué au nitrate d'argent, si ce dernier médicament est indiqué.

ORCHITE.

Debove.

Employer la projection directe du jet de chlorure
de méthyle, mais ce mode délicat d'application exige
une grande habitude de ce genre de manœuvres.

Mauriac.

Le simple expectation suffit dans les cas ordinaires
et la maladie dure ainsi de sept à huit jours.

Traiter seulement les complications : contre la douleur très vive, sangsues sur le trajet du cordon ; contre l'épanchement de la vaginale, ponction évacuatrice. Si les douleurs sont particulièrement violentes, mettre le testicule entre deux vessies, aux trois quarts remplies de glace.

Du Castel.

Le salicylate de soude à la dose de 6 grammes, la teinture d'anémone pulsatile à la dose de XXX gouttes amènent la disparition des douleurs, la résorption plus active des exsudats inflammatoires ; le premier médicament semble plus actif que le second.

Les suspensoirs ouato-caoutchoutés permettent, en général, au malade d'aller et venir ; mais sous leur influence, la résorption des produits 'inflammatoires ne se fait que lentement.

La réfrigération exerce une action accélératrice sur la cessation des douleurs et sur la résolution du noyau inflammatoire ; l'emploi des vessies de glace est d'une application mal commode ; l'emploi du chlorure est plus facile et plus actif. Le procédé est celui du *stypage* : un tampon de ouate ordinaire, refroidi par la projection d'un jet de chlorure de méthyle, est appliqué à la surface des bourses, du côté malade ; le dartos se contracte, la peau se refroidit et pâlit ; laisser le tampon de dix à vingt secondes, selon les cas : ne pas prolonger l'application du froid pour éviter les lésions cutanées : érythème persistant, vésication, sphacèle, et toute irritation de la peau, qui gênerait la continuation du traitement.

Un soulagement immédiat de la douleur est la conséquence du premier stypage ; souvent les malades réclament une seconde application.

Répéter cette application du froid, tous les jours, matin et soir.

La guérison est rapide. La durée totale du traitement est en moyenne d'un septénaire.

Le procédé est facile, puisque, en dehors de l'application du stypage, aucun autre traitement, soit interne, soit externe, n'est nécessaire.

ORGELET OU ORGEOLET.

A. Trousseau.

Pendant la période inflammatoire et jusqu'au moment de l'ouverture, méthode antiphlogistique.

Le jour, faire mettre sur l'œil des compresses chaudes, trempées dans la solution suivante :

Eau .... 350 gr.
Acide borique.................... 12 —

Décoller les paupières et laver rapidement le bord ciliaire avec un tampon imbibé de cette même solution.

La nuit, cataplasmes de fécule de pommes de terre préparés à l'eau boriquée.

A la période de maturité, dès que le centre de l'orgelet grossit, inciser avec une lancette ou au galvanocautère ; laver avec la solution suivante :

Eau distillée................. 200 gr.
Sublimé....................... 1 centigr.

ORTEIL EN MARTEAU.

Polaillon.

L'orteil en marteau a des causes nombreuses: contracture des extenseurs, paralysie des fléchisseurs, malformation congénitale de l'orteil. Mais, le plus souvent, l'orteil en marteau est produit par une chaussure trop serrée qui, en rapprochant violemment les orteils les uns des autres, chasse l'un d'eux hors du rang, le fléchit et l'incurve.

Beaucoup de personnes portent des orteils en marteau, presque sans s'en douter, si elles n'en souffrent pas. Mais, dans certains cas, la déformation se complique d'un durillon si douloureux, qu'il faut y porter remède par une opération.

Ce qui caractérise l'orteil en marteau, c'est une incurvation de l'orteil, la première phalange étant relevée en extension, la deuxième et la troisième phalange s'étant fléchies, de telle sorte que l'extrémité unguéale de l'orteil appuie sur le sol. Il en résulte un angle saillant au niveau de l'articulation de la première avec la seconde phalange. En ce point, la pression de la chaussure développe ordinairement un durillon ou cor. Et ce durillon devient parfois le siège de douleurs excessives qui gênent ou empêchent la marche. A l'extrémité de l'orteil, qui appuie sur le sol, on voit aussi se produire un durillon, dont la douleur vient encore augmenter l'impotence du patient.

Pour guérir l'orteil en marteau et les cors qui l'accompagnent, il faut redonner à l'orteil une attitude rectiligne, de manière à faire disparaître la saillie dorsale.

On a pu croire qu'on atteindrait ce but par la section du tendon extenseur ou du tendon fléchisseur et par le redressement orthopédique de l'orteil. Mais ce traitement est fort long et ordinairement illusoire.

Le moyen le plus simple et le plus efficace est de réséquer les extrémités articulaires de la première et de la deuxième phalange, dans une étendue suffisante pour bien redresser l'orteil. Pendant cette résection, on emporte complètement le durillon. Puis on fait la suture de l'incision cutanée.

Cette opération est d'origine récente.

Circonscrire le cor par deux incisions curvilignes allant jusqu'aux os; ouvrir l'articulation. Réséquer l'extrémité des deux premières phalanges, en ayant soin de ne pas couper le tendon fléchisseur. Cela fait, trois points de suture avec le crin de Florence réunissent transversalement la peau. Il faut avoir la précaution de passer les crins profondément en rasant les os, de manière à comprendre dans la suture le tendon extenseur et les tissus fibreux.

Le traitement de l'orteil en marteau par la résection articulaire et l'ablation du cor donne une guérison complète et définitive. En effet, l'orteil garde sa direction rectiligne, soit qu'il y ait soudure osseuse au niveau de la résection, soit qu'il se forme une pseudarthrose en ce point. La saillie dorsale n'existant plus, le cor n'a plus de tendance à se reformer.

L'orteil est, en outre, raccourci, et son extrémité ne vient plus buter contre l'extrémité de la chaussure. Les opérés marchent facilement et sont à l'abri de nouveaux accidents, pourvu qu'ils consentent à porter des chaussures bien conformées et hygiéniques.

OSTÉO-MYÉLITE.

Lannelongue.

Faire une large incision, couper les tissus couche par couche, en dehors lorsqu'il s'agit de la cuisse. Débrider le périoste dans l'étendue de la zone enflammée. L'inflammation ayant pour point de départ la portion de la diaphyse attenant au cartilage de conjugaison, le bulbe de l'os, porter en ce point une couronne de trépan, enlever une rondelle de substance compacte et laisser s'écouler le pus amassé dans les aréoles ; sous l'influence de cette pratique, l'inflammation se localise.

Si l'on est appelé trop tard, ou s'il y a déjà une nécrose étendue de l'os, extraire la diaphyse ou l'épiphyse de sa gaine périostée et pratiquer la résection de la partie mortifiée.

OTITE.

Duplay.

Otite périostique. — Dans les cas où l'inflammation chronique aboutit à la carie et à la nécrose, appliquer de larges cautères derrière l'oreille pour y circonscrire l'inflammation et éviter sa propagation à l'intérieur du crâne.

Terrier.

Faire des applications directes de teinture d'iode et de glycérine phéniquée.

Kirmisson.

Otite chronique purulente. — Les injections sont répétées trois ou quatre fois dans les vingt-quatre heures, suivant l'abondance de la suppuration. On les fait suivre d'instillations médicamenteuses destinées à tarir la sécrétion du pus. Un grand nombre de liquides peuvent être employés dans ce but : alun, tannin, sulfate de zinc, sulfate de cuivre, nitrate d'argent.

Albert Robin.

Le traitement doit être, avant tout, prophylactique, c'est-à-dire s'adresser d'abord à l'otorrhée et tendre à éloigner toutes les lésions qui favoriseraient la rétention ou la stagnation du pus. C'est ici qu'il faudra tenir compte de l'intervention de l'élément microbien.

Si la cavité auriculaire n'est pas encore envahie par les microbes, il faudra nettoyer le conduit auditif externe à l'aide de lavages antiseptiques.

Mais, sitôt que la suppuration rend la rupture imminente, perforer la membrane du tympan avec une aiguille phéniquée et remplir le conduit avec de la poudre d'acide borique, qui, en se dissolvant, lave le pus, et qui a l'avantage de le stériliser. Faire, en outre, l'asepsie de la caisse du tympan ; pour cela, il faut refouler d'abord dans le conduit auditif le pus de la caisse, en insufflant de l'air par la trompe d'Eustache, puis chasser du conduit, par l'injection, ce pus préalablement projeté dans l'oreille externe. Politzer, lorsque la trompe est perméable, fait avec succès l'irrigation de l'oreille de dedans en dehors à l'aide du cathéter.

On peut aussi chasser l'air du conduit dans le pharynx ; on entraîne ainsi le pus et on peut introduire les topiques. Si alors on donne une douche d'air, en inclinant la tête du malade de l'autre côté, l'air s'échappant à travers le liquide, le liquide antiseptique vient combler le vide produit.

Dans les deux cas, l'emploi de l'alcool boriqué donne de bons résultats. Lœwenberg faisait suivre d'un bain local prolongé, et remplissait le conduit jusqu'au méat avec de la poudre d'acide borique.

Si le pus ne s'échappe pas librement par les voies

qu'il s'est frayées ou qu'on lui a préparées, il faudra faire la trépanation de l'apophyse mastoïde, dont les indications sont :

1° La mastoïdite aiguë;

2° Les inflammations douloureuses de l'apophyse mastoïde, les infiltrations avec rougeur de la peau;

3° L'œdème de la région mastoïdienne avec saillie de la paroi postérieure du conduit auditif, dont l'incision n'amène ni écoulement de pus ni disparition des phénomènes de rétention;

4° La sensibilité de l'apophyse à la pression, sans gonflement ni signe de stagnation du pus;

5° L'imminence de complications cérébrales.

OTORRHÉE.

Duplay.

Otorrhée chronique indolente. — Lorsque tous les autres moyens ont échoué, se servir d'un petit tampon de ouate, imbibé d'une solution à parties égales de tannin et d'alcool pur, laissé en place pendant vingt-quatre heures, et renouvelé tous les quatre ou cinq jours.

S'il existe une altération osseuse des parois de la caisse, il faut renoncer à l'emploi des topiques astringents et des caustiques. Appliquer des révulsifs derrière l'oreille, sétons: vésicatoires, cautères.

Lorsque la suppuration s'est étendue aux cellules mastoïdiennes, il peut être indiqué d'intervenir par la trépanation de l'apophyse mastoïde.

Ed. Schwartz.

Lorsque le nitrate d'argent, la teinture d'iode, le bismuth, les irrigations chaudes ont échoué, employer 'acide borique en poudre.

OZÈNE.

Tillaux.

Pour faire disparaître les croûtes, pratiquer les injections.

Pour modifier la pituitaire et ses sécrétions, faire des attouchements avec la teinture d'iode, la liqueur de Van Swieten, une solution concentrée de chlorure de zinc ou de nitrate d'argent.

Terrillon.

Faire le lavage des fosses nasales avec de l'eau tiède salée.

    Sel de cuisine........... 1 cuillerée à café
    Eau .... 1 litre

Introduire ensuite, sur une aiguille à tricoter, un tampon de ouate de 6 centimètres de longueur.

PANARIS.

Polaillon.

Au début de l'inflammation, onctions d'huile phéniquée ou badigeonnages de teinture d'iode, puis applications émollientes et narcotiques, la main étant placée dans une position élevée.

Si l'état inflammatoire augmente, débrider le doigt sur la ligne médiane par une incision allant jusqu'à l'os, s'il s'agit de la dernière phalange, mais n'intéressant pas les gaines, lorsqu'il s'agit de la première et de la seconde phalange. Après l'incision, plonger le doigt dans un bain antiseptique, et le panser antiseptiquement.

Panaris superficiel. — Pendant la période de suppuration, ouvrir la phlyctène et abraser l'épiderme dans tous les points où il est soulevé. Laver le derme avec un antiseptique et panser avec le protective de Lister ou avec des compresses imbibées de liquides émollients.

Panaris sous-cutané. — Inciser, dès que l'on soupçonne la suppuration, en évitant de porter le bistouri sur les parties latérales du doigt.

Dans le cas de suppuration de la gaine, faire une incision en haut et en bas, afin d'établir un drainage du canal ostéo-fibreux ; appliquer un pansement antiseptique.

Pour les pansements antiseptiques, employer le salicol qui n'est pas vénéneux, tout en étant très actif, et ne peut occasionner aucun accident.

PANSEMENT ANTISEPTIQUE DES PLAIES.

Verneuil.

Pulvérisateurs. — Employer les pulvérisateurs à vapeur, c'est-à-dire mis en train par la lampe à alcool, tels que le pulvérisateur de Lister ou les appareils plus légers et moins coûteux, construits sur le même modèle. Placés sur une table, sur un meuble, à la distance voulue de la région malade, ils fonctionnent d'eux-mêmes.

Liquides antiseptiques. — Les liquides antiseptiques nécessaires sont : la solution phéniquée à ou 2 pour 100, les solutions boriquées ou les solutions d'hydrate de chloral, si les pulvérisations sont dirigées sur la face ou pratiquées sur des malades qui ne peuvent supporter l'odeur de l'acide phénique.

Pulvérisations. — Bien que la quantité de liquide fournie par la pulvérisation ne soit pas très abondante, éviter les refroidissements. Placer le malade autant que possible, sur le bord du lit et ne découvrir que la région qui doit recevoir le liquide, en protégeant les parties voisines avec des pièces de laine et le lit avec une toile cirée.

Suivant telle ou telle région, ces dispositions devront varier; on dirigera le jet de liquide perpendiculairement ou obliquement, sur les surfaces à humecter.

Faire, tous les jours, deux ou trois séances, de deux à trois heures chacune.

Dans l'intervalle des pulvérisations, recouvrir la région malade d'un pansement antiseptique.

Sous l'influence de ces douches prolongées, que l'on peut rendre continues, il y a abaissement de la température locale, diminution de la douleur et désinfection des plaies.

Sans être une panacée, la pulvérisation prolongée peut prévenir ou enrayer la septicémie, et, dans maintes circonstances, elle est un puissant procédé de la méthode antiseptique.

Polaillon.

Microcidine. — En ajoutant à du naphtol β, porté à la température de fusion, la moitié de son poids de soude caustique, puis en laissant refroidir, on obtient une poudre blanchâtre. Cette poudre est formée en grande partie de naphtolate de soude (75 p. 100), et pour le reste par des composés naphtoliques et phénoliques qui jouent un rôle dans les propriétés de cette nouvelle substance que M. Berlioz a proposé d'appeler *microcidine*. Cette substance est soluble dans trois fois son poids d'eau. Les solutions concentrées sont brunâtres, les solutions faibles sont presque incolores; la microcidine présente le double avantage de coûter peu et d'être très peu toxique.

Le pouvoir antiseptique de la microcidine est inférieur à celui du bichlorure de mercure et du naphtol; mais il est environ dix fois plus grand que celui de l'acide phénique et vingt fois supérieur à celui de l'acide borique. La toxicité de cette substance est moindre que celle du bichlorure de mercure. La microcidine s'élimine en grande partie par l'urine.

Au point de vue clinique, employer comme antiseptique la solution de microcidine à 1/100e.

Par l'action du pansement à la microcidine, les plaies en suppuration, les ulcères de jambes se recouvrent de bourgeons de bonne nature, leurs bords ne sont pas irrités; les malades ne souffrent pas.

Quant aux plaies récentes, non infectées, la microcidine mérite de prendre place parmi les antiseptiques les plus utiles et les plus inoffensifs.

Felizet.

Depuis longtemps, les chirurgiens pratiquent la cautérisation au fer rouge au voisinage de certaines tumeurs blanches curetées ou réséquées.

Plus récemment, on a fait des cautérisations au galvanocautère, au thermocautère et au cautère à gaz.

Le *flambage au chalumeau*, pratiqué sur les plaies qui paraissent encore suspectes de tuberculose au voisinage des parties enlevées et dont la lésion est évidente, est encore plus efficace.

I. PRINCIPE DE LA MÉTHODE. — Promener sur les tissus la flamme d'un chalumeau dont la température atteint 600°.

Dans bien des lésions chirurgicales, et en particulier dans les affections tuberculeuses, la limite entre les tissus sains et les tissus malades est souvent indécise, et il faut compléter l'intervention faite à la scie, à la gouge, à la curette, par l'application de certains topiques, tels que le chlorure de zinc. Après la résection typique la plus complète, il reste toujours assez de matière tuberculeuse pour infecter expérimentalement toute une série d'animaux; mais, heureusement, survient l'irritation réactionnelle des tissus, qui se traduit par une ostéite productive, créant une véritable barrière contre l'infection.

La méthode du flambage a précisément pour but de détruire les parties malades, tout en provoquant une réaction défensive, qui aboutit à la formation d'une zone de protection des plus efficaces contre l'envahissement des agents infectieux.

II. Manuel operatoire. — Ouvrir largement les lèvres de la plaie; les protéger par plusieurs compresses imprégnées d'une solution antiseptique; promener rapidement la flamme du chalumeau, portée au bleu, sur toutes les surfaces mises à découvert, de façon qu'elle ne soit pas en contact avec elles pendant plus de deux secondes, ce qui demande environ quarante secondes pour une résection du genou. La réaction est absolument nulle, et l'on obtient ainsi un foyer sec que viennent recouvrir les bords respectés de l'incision.

PARAPHIMOSIS.

Arm. Desprès.

Envelopper toute la verge dans un linge mouillé et comprimer à pleine main toute l'extrémité tuméfiée; saisir avec la main gauche la verge au-dessous du bourrelet formé par la muqueuse du prépuce; presser sur le gland avec les doigts de la main droite, embrassant et comprimant tout le gland.

Lorsque l'œdème est réduit, on sent la peau de la verge glisser sur le gland ; on comprime encore en attirant la verge, on sent alors un échappement ; on cesse de comprimer, on enlève le linge et on voit le prépuce revenu sur le gland. On achève la réduction en tirant avec les doigts sur la peau du prépuce.

. Si la réduction n'a pas été obtenue d'emblée et si les phénomènes inflammatoires sont peu prononcés, les choses peuvent être abandonnées à elles-mêmes, la partie étant légèrement comprimée par un bandage roulé ou recouverte de compresses résolutives.

Dans les cas où il y a de violentes douleurs et où l'intensité des phénomènes inflammatoires fait craindre la gangrène d'une partie étendue du prépuce, l'anneau constricteur sera débridé en plusieurs points avec des ciseaux ou un bistouri introduit dans une sonde cannelée.

PÉRIARTHRITE.

Duplay.

Périarthrite scapulo-humérale. — Quand les lésions sont prononcées et que le mal est à une période avancée, il faut, sous le chloroforme, rompre les contractures musculaires et briser les adhérences par des mouvements forcés du bras pendant que l'omoplate est immobilisée.

Les jours suivants, la liberté des mouvements sera conservée et entretenue par des mouvements gradués et progressifs, et par tous les moyens usités en pareil cas (douches, massage, électricité).

PÉRITONITE.

Tillaux.

Péritonite enkystée. — Ouvrir la poche. La laver avec la solution phéniquée forte. Toucher les parois avec la solution de chlorure de zinc à 5 pour 100. Drainer et suturer la plaie. Le drain mis après l'opération sera volumineux et remplacé par d'autres plus petits, à mesure que l'écoulement diminuera.

Debove.

Péritonite tuberculeuse. — Au lieu de recourir à la laparotomie, essayer la simple ponction, suivie d'un lavage avec 2 litres d'une solution saturée d'acide borique dans de l'eau stérilisée à l'autoclave à 120°.

Paul Berger.

Péritonite tuberculeuse. — On admet généralement que la laparotomie est indiquée dans la forme ascitique, dans la forme circonscrite séreuse ou suppurée, dans les cas où il y a des phénomènes d'obstruction intestinale. Dans les formes adhésives, on pense que la laparotomie ne joue aucun rôle utile.

En ce qui concerne le mécanisme de la guérison, deux opinions sont en présence.

L'une admet que la guérison se fait par substitution de la forme adhésive à la forme ascitique, substitution qui aurait pour effet d'étouffer en quelque sorte les tubercules dans les adhérences qui se forment.

L'autre opinion suppose que le liquide ascitique ne constitue pas seulement un milieu de culture pour le bacille tuberculeux, mais qu'il est encore chimiquement toxique, et que sa soustraction fait disparaître la fièvre et les phénomènes d'intoxication chronique. De là l'amélioration qui suit si rapidement la laparotomie.

Quoi qu'il en soit, c'est la forme ascitique qui paraît être la plus favorable à l'intervention.

Bouilly.

Péritonite aiguë ou infectieuse. — Une incision petite, longue de 5 à 6 centimètres, est suffisante; plus grande, elle exposerait au prolapsus de l'intestin météorisé. Introduire par là la canule d'un laveur et fouiller avec cette canule, en s'accompagnant de l'index, dans tous les recoins de la cavité péritonéale pour dégager les agglutinations, et chercher les foyers qui se sont collectés. Faire passer ainsi de 8 à 10 litres d'eau bouillie; si l'on veut, se servir de sublimé à 1 pour 4000 ou 5000. Quand il y a une poche circonscrite, y mettre un gros drain. Cette recherche des foyers doit être minutieuse.

Brun.

Péritonite suppurée. — Faire une incision de quatre travers de doigt, pour laisser écouler le pus. Après le lavage et le drainage de la cavité, faire un pansement iodoformé. Les péritonites, qui prennent la physionomie d'abcès, peuvent donner naissance à une évacuation spontanée du pus, mais la laparotomie est bien préférable.

PERTES SÉMINALES.

Tillaux.

I. TRAITEMENT CHIRURGICAL. — Pointes de feu sur

la région lombaire. Au besoin, cautérisation de la partie profonde de l'urètre au niveau des canaux éjaculateurs (le verumontanum est situé à 3 centimètres environ en avant du col).

Dans le cas de pertes diurnes et nocturnes et inconscientes, la guérison est peu probable.

II. Régime. — Toniques.

PHLEGMONS.

Tillaux.

Phlegmons de la paroi abdominale. — Les émollients et l'ouverture rapide conviennent aux phlegmons sous-cutanés et interstitiels ; en cas de phlegmon sous-péritonéal, on doit tenter d'amener la résolution ; s'il s'agit de la forme aiguë, les antiphlogistiques doivent être employés avec énergie ; on se trouvera bien d'une large application de sangsues *loco dolenti* ; puis viendront les bains prolongés, les applications calmantes, pommades belladonées, morphine ; enfin, aussitôt que l'œdème de la peau, la fluctuation profonde dénonceront la présence du pus, on fera une ouverture large et profonde, en n'oubliant pas que l'on est presque toujours surpris de la profondeur à laquelle il faut aller, profondeur telle qu'elle fait croire le plus souvent aux assistants non prévenus que le chirurgien a pénétré dans la cavité péritonéale. L'incision sera unique et médiane, sus-pubienne si on a le choix ; dans certains cas, elle devra être déplacée : incisions de nécessité. On pourra être amené, chez la femme, à faire le drainage abdomino-vaginal.

Bouilly.

Phlegmons périnéphrétiques. — Au début : cataplasmes, grands bains, ventouses scarifiées, sang-sues, vésicatoires.

Faire une ponction aspiratrice pour s'assurer du siège et de la nature de la collection.

Faire l'incision dans une étendue de 6 à 8 centimètres, le long du bord externe de la masse sacro-lombaire, couche par couche, jusqu'à la collection. Ouvrir celle-ci dans une étendue correspondant à peu près à l'incision des téguments. Vider complètement le foyer ; faire des lavages avec de l'eau phéniquée à 5 pour 100 ou une solution de chlorure de zinc à 2 pour 100. Mettre un gros tube à drainage.

Gérard Marchand.

Phlegmons sous-maxillaires. — Si les *abcès sont superficiels*, pratiquer deux petites incisions puncti-formes par lesquelles on fait sortir un drain. Le drain enlevé au bout de trois jours, la plaie se referme rapidement, laissant des cicatrices à peine visibles.

Pour les *abcès profonds*, écarter avec le doigt ou le manche du bistouri tout ce qui est susjacent à l'abcès ; si on craint un danger, inciser jusqu'à une certaine couche ; puis bourrer de gaze et laisser le pus détruire les tissus qui le brident encore.

Drainer, faire de fréquents lavages, désinfecter la bouche.

PIED BOT.

Terrillon.

Pieds bots paralytiques de l'alcoolisme. — Pratiquer la section du tendon d'Achille chez les malades

qui ont un pied bot et qui sont atteints de paralysie alcoolique. Le résultat est satisfaisant, mais les
malades doivent rester immobilisés dans un appareil
inamovible, pendant plusieurs mois.

PIED PLAT VALGUS DOULOUREUX.

Kirmisson.

Lorsque la rétraction musculaire et la déformation
des surfaces osseuses et articulaires sont telles que
la réduction de la difformité est impossible à obtenir,
recourir à des interventions portant sur le squelette.
De là, de nombreux procédés d'ostéotomie ou de résection osseuse, tels que l'excision cunéiforme de
l'astragale, la résection de cet os, son extirpation, l'enchevillement de l'articulation astragalo-scaphoïdienne,
l'ablation du scaphoïde.

PLAIES.

P. Reclus.

Plaies par armes à feu. — Le traitement doit être
l'abstention, l'abstention systématique ; tout au plus
peut-on enlever le projectile lorsqu'il est sous le doigt
ou sous l'instrument du chirurgien et qu'aucune incision, aucun délabrement nouveau, n'est nécessaire
pour le saisir.

Dans les plaies simples, à un seul orifice, l'absence
d'exploration du trajet et l'abandon de la balle en pleine
chair doivent être la règle à peu près immuable.

Il en est de même lorsqu'une grande cavité splanchnique est ouverte : le crâne, le thorax ou l'abdomen ; les
interventions que nous admettons alors ont pour but,

non l'extraction du projectile, — que font quelques grammes de plomb de plus ou de moins dans l'épaisseur des tissus ? — mais la réparation d'un dommage causé par son passage ; ouverture d'une artère ou d'une veine, section d'un nerf, d'un tendon, d'un réservoir naturel, estomac, intestin ou vessie.

Plaies par écrasement. — Faire un lavage antiseptique minutieux.

Bourrer chaque diverticule de la plaie avec des tampons de gaze iodoformée, imprégnée de la pommade ci-dessous :

Vaseline......................	50 gr.
Acide borique	
Salol.........................	*dd* 3 —
Antipyrine	
Iodoforme	1 —
Sublimé	0 — 05

Envelopper les parties lésées avec des couches épaisses de ouate hydrophile et appliquer par dessus un bandage roulé compressif.

PLAIES DE L'ABDOMEN.

Verneuil.

Il ne faut pas seulement tenir compte du siège de l'ouverture sur l'intestin. Il faut songer à la nature du contenu de l'organe atteint, car c'est là la cause essentielle de la gravité des plaies de l'abdomen. La bactériologie a démontré que le contenu microbien de l'estomac est bien différent de celui de l'intestin.

Tillaux.

Plaies par instruments piquants. — Faire l'occlusion de la plaie, immobiliser l'intestin par la diète et l'opium, mettre de la glace sur le ventre.

Si la péritonite éclate, on peut, à la rigueur, faire la laparotomie, mais les chances de succès sont faibles.

Si la plaie est *large* et que *l'épiploon* fasse seul saillie à l'extérieur, ne pas le réduire. Appliquer une ligature au catgut sur l'épiploon au ras de la plaie et sectionner la partie herniée. Toucher le pédicule avec une solution phéniquée forte et réduire. Suturer la plaie de l'abdomen.

Si *l'intestin* est hernié et *sain*, le laver avec une solution antiseptique forte et le réduire. Suturer la plaie.

Si l'intestin est *blessé* et que la plaie soit extrêmement fine (piqûre d'aiguille), réduire.

Dans le cas contraire, faire la suture de l'intestin.

Si l'intestin est contus, déchiré, réséquer la partie altérée.

P. Berger.

Plaies pénétrantes de l'abdomen. — Lorsque le chirurgien est appelé immédiatement après l'accident, et qu'il s'agit bien évidemment d'une plaie pénétrante, il semble indiqué de faire la laparotomie.

Lorsqu'il est appelé seulement douze ou quinze heures après, et qu'il n'y a pas d'accident grave, il paraît plus sage de s'abstenir, quitte à intervenir aussitôt qu'apparaîtront les accidents, car alors le blessé n'a plus de chance de salut que dans la laparotomie.

Les plaies par balle de revolver, qui intéressent le gros intestin ou l'estomac, offrent beaucoup moins de gravité que celles qui intéressent le petit intestin ; c'est là un point qui joue le principal rôle dans le pronostic de ces blessures.

P. Reclus.

Il y a des variations dans la toxicité des divers liquides contenus dans le tube digestif. Ceux qui proviennent de l'estomac, s'enkystent lorsqu'ils sont injectés dans le péritoine ; ceux qui proviennent de l'intestin, donnent toujours naissance à des accidents.

A la suite d'une plaie de l'intestin, il peut se former un bouchon muqueux obturant la plaie et cette obturation spontanée a une grande importance.

Le choc traumatique ne contre-indique pas l'intervention, d'autant plus qu'il dépend souvent d'une hémorragie.

Les anses intestinales herniées peuvent être replacées dans l'abdomen, si l'on a soin de les désinfecter avec l'eau chaude à 55°.

L'intervention immédiate donne plus de morts que l'abstention systématique.

Plaies pénétrantes de l'abdomen par balle de revolver. — I. TRAITEMENT MÉDICAL. — Se contenter en général des moyens médicaux : faire des injections de morphine, administrer l'extrait d'opium à l'intérieur, mettre de la glace sur le ventre, et s'abstenir de toute intervention chirurgicale.

II. TRAITEMENT CHIRURGICAL. — Toutefois la *laparotomie* et la *suture de l'intestin* sont indiquées :

1° Lorsqu'il y a une hémorragie interne ou externe ;

2° Quand l'anse intestinale fait hernie au dehors ;

3° Quand l'issue de gaz et de matières ou la percussion seule permettent de diagnotisquer à coup sûr une perforation intestinale ;

4° Dans certains modes de traumatismes (coup de

pied de cheval) dans lesquels il y a presque toujours de larges perforations de l'intestin.

Peyrot.

Plaies non pénétrantes de l'abdomen. —Extraire le corps étranger s'il est resté dans la plaie. Lier les vaisseaux divisés.

Calmer la douleur par l'opium à l'intérieur ou la morphine en injections.

Si la plaie est profonde, faire la suture et maintenir le malade dans l'immobilité.

Plaies pénétrantes de l'abdomen. — S'efforcer de prévenir la péritonite traumatique.

Dès que la péritonite débute, donner l'opium à l'intérieur (10 à 20 centigr.), faire des injections sous-cutanées de morphine.

Glace sur le ventre, vésicatoire, badigeonnage au collodion.

Repos et diète absolus.

Si un vaisseau donne du sang et qu'on puisse l'atteindre, le lier.

Si le vaisseau est inaccessible, faire prendre du perchlorure de fer, de l'eau de Léchelle, pratiquer des injections d'ergotine.

S'il y a hernie de l'*épiploon*, si l'épiploon est *sain* et forme une tumeur peu volumineuse, s'il n'est pas étranglé, le réduire.

Si l'épiploon est souillé de façon qu'on ne puisse en faire l'antisepsie, le fixer à la paroi abdominale.

Si l'*épiplocéle* est volumineuse, en exciser une partie au-dessous d'une ligature et réduire.

Si l'*épiplocéle* est ancienne, volumineuse et enflammée, appliquer dessus des caustiques et la laisser à l'extérieur.

S'il y a hernie de l'*intestin sain*, laver l'intestin

avec une solution antiseptique et le réduire. Débrider au besoin la plaie.

Si l'intestin présente une solution de continuité, faire la suture de Lembert et réduire en laissant l'anse suturée au voisinage de la plaie.

Si la plaie de l'intestin est mâchée, confuse et peu étendue, amener les lèvres de la plaie au contact de la plaie cutanée pour créer un anus artificiel.

Si on est certain que l'intestin est lésé dans l'intérieur de l'abdomen, ouvrir l'abdomen sur la ligne médiane et aller à la recherche de l'intestin blessé.

PLAIES DE L'AISSELLE.

Léon Le Fort.

Plaies de l'artère axillaire. — Les indications peuvent varier avec la nature et l'évolution des accidents. Si l'hémorragie s'est arrêtée spontanément ou par la compression, se contenter de surveiller attentivement le blessé, qui sera mis dans le repos le plus absolu. Un certain nombre de personnes ont été guéries ainsi spontanément.

Mais, si l'hémorragie continue ou reparaît, agir de suite, lier les deux bouts de l'artère dans la plaie, si celle-ci est large et si le vaisseau est accessible sans de grands débridements. Dans le cas contraire, recourir à la ligature de l'axillaire sous la clavicule ou, ce qui est préférable, lier la sous-clavière.

Si les nerfs et l'artère sont blessés simultanément, pratiquer d'emblée la désarticulation de l'épaule, la gangrène du membre étant inévitable.

PLAIES DU COU.

Kirmisson.

Plaies de la jugulaire interne. — Le traitement comporte trois termes principaux : 1° prévenir l'entrée de l'air; 2° arrêter l'hémorragie; 3° assurer l'asepsie de la plaie.

1° *Prévenir l'entrée de l'air.* — On exerce une compression sur le vaisseau. Dans les opérations qui portent sur le cou, un aide doit être toujours prêt à exécuter cette manœuvre.

2° *Arrêter l'hémorragie.* — L'hémorragie cède souvent à la compression pratiquée au niveau de la blessure, soit avec le doigt, soit au moyen d'un pansement approprié. Quand on emploie ce dernier moyen, ne pas presser du même coup sur la jugulaire du côté opposé. On doit, dans certains cas, continuer la compression pendant plusieurs jours.

Si la compression ne réussit pas, parce que la blessure est large et qu'elle porte sur une veine largement dénudée, on se comporte comme dans une plaie artérielle.

Le vaisseau est lié au-dessus et au-dessous de l'ouverture. Cette pratique a été longtemps considérée comme dangereuse.

On pensait que la ligature de la jugulaire devait être forcément suivie, du côté de l'encéphale, d'une stase sanguine mortelle. L'observation et les expériences pratiquées sur le cadavre ont démontré que le sang, après la ligature de la jugulaire interne, trouvait une voie d'échappement très suffisante par les autres veines crâniennes.

On faisait jadis un reproche plus sérieux à la ligature des veines. Elle exposait, disait-on, à la phlébite et partant à l'infection purulente, à l'hémorragie secondaire.

3º *Assurer l'asepsie de la plaie.* — Faire une ligature au catgut; panser la plaie d'une façon antiseptique; on obtient, dans ce cas, la réunion immédiate.

On a pu craindre aussi qu'il ne se fît au-dessous du fil, dans le bout inférieur, une thrombose, en quelque sorte physiologique, mais qui exposerait à l'embolie. Or, précisément de ce côté, à l'inverse de ce qui se voit dans les artères, la réunion définitive des parois veineuses semble se faire par un exsudat plastique, sans qu'il se produise une thrombose considérable.

PLAIES DE LA MEMBRANE DU TYMPAN.

Duplay.

La réparation de la blessure se fait d'elle-même. Il suffit pour la favoriser, d'assurer l'immobilité de la membrane. Pour cela, on engagera le malade à éviter de faire des efforts, de chanter, de crier, de se moucher avec force. On protégera la membrane contre les vibrations de l'air extérieur, en introduisant dans l'oreille un tampon de coton.

Si, par exception, l'otorrhagie prenait de l'importance, on pourrait toucher le point qui est le siège de l'écoulement sanguin, avec un pinceau légèrement imbibé de perchlorure de fer.

PLAIES DE LA VESSIE.

Bouilly.

I. TRAITEMENT INTERNE. — Opium.

II. TRAITEMENT EXTERNE. — Combattre l'hémorragie par des applications froides ou par le tamponnement. Introduire une sonde de caoutchouc dans la vessie. Si elle est mal supportée, faire fréquemment le cathétérisme. Faire un pansement antiseptique.

Dès qu'il se manifeste de la rétention ou de l'infiltration d'urine, si la plaie est petite et régulière, faire la laparotomie avec suture complète de l'organe; si la plaie est grande ou difficilement accessible, faire la laparotomie avec suture partielle et application d'un tube à demeure faisant siphon.

Dans les deux cas, faire la suture par le procédé Lembert, avec adossement péritonéal.

Plaies intra-péritonéales. — Faire la laparotomie, au premier signe de péritonite.

PNEUMOTOMIE.

Bouilly.

TECHNIQUE. — Faire l'incision des téguments comme dans l'opération d'Estlander; pratiquer la résection costale; faire lentement l'incision du poumon avec le thermocautère au rouge sombre; faire l'antisepsie et le drainage de la cavité, mais s'abstenir de tout lavage. Poirier et Jonnesco pensent qu'il est inutile de faire la résection costale pour aborder les cavernes tuberculeuses dans le premier espace. Cependant il est difficile, chez le vivant, d'aborder largement les grandes cavernes tuberculeuses, sans avoir fait la résection costale.

POLYPES MUQUEUX DES FOSSES NASALES.

S. Duplay.

Il faut : 1° enlever les polypes; 2° s'opposer à leur récidive.

1° *Enlever les polypes.* — S'armer du spéculum nasi, du miroir frontal, des pinces et du serre-nœud.

Mettre le malade dans la position de la rhinoscopie antérieure, c'est-à-dire le faire asseoir devant le chirurgien, jusqu'à ce que ses genoux touchent presque la chaise de l'opérateur et lui recommander de tenir le corps droit, la tête immobile.

Le chirurgien a sur le front le miroir, qui doit réfléchir la lumière d'une lampe, qui est placée à droite, et dont la flamme est à peu près à la hauteur des yeux.

Relever le lobule du nez avec le pouce de la main gauche, diriger la lumière réfléchie dans le vestibule des fosses nasales.

Puis passer à l'introduction du spéculum nasi, dont la vis doit être dirigée en dehors, par rapport à l'axe du corps; c'est avec la main droite que l'on opère. Pousser l'instrument dans une direction horizontale, jusqu'à la rencontre de la paroi osseuse; saisir alors le pavillon du spéculum de la main gauche, entre le pouce et l'index, les autres doigts restant appliqués sur le dos du nez, tourner la vis de la main droite jusqu'à ce qu'on éprouve une certaine résistance. La dilatation ne doit pas être poussée trop loin, car le malade accuse alors une vive douleur qui empêche toute intervention. Relevant ou abaissant le pavillon du spéculum, modifiant l'inclinaison de la tête du patient jusqu'au moment où on aperçoit les masses gris rosé qui encombrent les fosses nasales, recommander au malade de souffler. Cette manœuvre amène le polype mou dans la lumière du spéculum et il est facile de le saisir.

La lumière seule ou la lumière jointe à l'emploi du stylet permet assez souvent de reconnaître le point d'implantation du polype. Procéder alors à l'extraction, soit par arrachement avec une petite pince, soit à l'aide du serre-nœud dans l'anse duquel on cherche à faire passer le corps du polype dont on sectionnera le pédicule en tirant sur les anneaux de l'instrument. L'hémorragie arrive vite, après l'ablation de quelques polypes, que l'on se serve de la pince ou du polypotome. Elle s'arrête facilement.

Il n'est guère possible, à moins qu'ils ne soient peu nombreux, d'enlever en une seule fois tous les polypes qui encombrent l'une ou les deux fosses nasales; le plus souvent, plusieurs interventions sont nécessaires. Quand il s'agit de polypes nombreux, il faut, dans la première séance, déblayer largement les fosses nasales et quand, en faisant respirer le malade, on se sera assuré du rétablissement de leur perméabilité par l'air, on devra cesser l'intervention et dire au malade de revenir dans huit ou dix jours.

Après deux ou trois séances, le malade ne présente plus de polypes, il se croit guéri, mais il n'en n'est rien; la repullulation se fera sûrement dans un temps plus ou moins long; il faut la prévenir.

2° *S'opposer à la récidive.* — Renoncer à la cautérisation qui est douloureuse et ne s'oppose pas mieux à la repullulation que d'autres moyens; faire dans les fosses nasales des irrigations abondantes avec le siphon de Weber, irrigations antiseptiques (solutions d'acide borique) ou astringentes (solutions de tannin d'alun) et surtout faire l'insufflation de poudres également astringentes ou caustiques (tannin, alun, ratanhia, sulfate de zinc, etc.).

Faut-il employer l'anesthésie locale à la cocaïne? Quand il s'agit de polypes nombreux, de grosses masses encombrant les fosses nasales, ne point faire l'anesthésie. Ce que nous voulons faire disparaître, c'est la sensibilité de la pituitaire; or, dans le cas de polypes, cette membrane n'est guère accessible, recouverte qu'elle est par la masse morbide; l'anesthésie est donc illusoire. Mais plus tard, quand les fosses nasales seront déblayées, qu'elles ne renfermeront plus que quelques rares polyques ou des débris de polypes, la pituitaire redevenue accessible pourra être efficacement badigeonnée avec la cocaïne, et l'anesthésie permettra d'opérer plus facilement.

POMMADES CHIRURGICALES.

Lucas-Championnière.

Pommade au cinnamol. — Utiliser les essences et employer comme véhicule l'essence de cannelle de Chine distillée à nouveau, à laquelle on a donné le nom de *cinnamol*, et dissoute dans le rétinol (substance tirée de la colophane).

Voici la formule de la pommade où l'essence est employée seule :

Rétinol.......................... 75 gr.
Cire stérilisée, quantité variable suivant la consistance............... 25 —
Cinnamol.......................... 1 —

En effet, pour produire un topique satisfaisant, complet, il est sage de joindre à l'essence, si précieuse pour l'action éloignée de ses vapeurs, une substance fixe ne s'altérant que peu ou lentement, destinée à prolonger l'action du topique.

La microcidine ou naphtolate de soude possède cette action complémentaire du topique. Mais elle est un peu irritante.

Préférer le naphtol, qui se dissout admirablement dans le rétinol, agit sur lui comme l'essence et fait disparaître les phénomènes d'irritation que détermine le naphtol non dissous.

Préparer la pommade suivante :

Rétinol........................	75 gr.
Cire stérilisée	25 —
Essence de cannelle............	1 —
Naphtol β.....................	1 —

Enduire un carré de lint boriqué avec cette pommade et l'appliquer directement sur la plaie.

On peut employer également les essences de moindre puissance, tantôt associées à l'essence de cannelle, tantôt réunies sans addition aucune de cannelle, ce qui permet d'avoir un topique d'odeur plus agréable encore ; voici les deux formules :

N° 1.	Rétinol et cire.............	100 gr.
	Essence de cannelle.........	40 centigr.
	— d'origan.............	40 —
	— de géranium.........	40 —
	— de verveine.........	20 —

N° 2.	Rétinol et cire.............	100 gr.
	Essence de géranium........	25 centigr.
	— d'origan.............	25 —
	— de thym	25 —
	— de verveine.........	25 —

P. Reclus.

Pommade à l'antipyrine. — Se servir d'une pommade à l'antipyrine à 10 pour 100, dont on introduit une notable quantité dans la plaie après l'opération, surtout lorsqu'il s'agit d'extraction de tumeurs.

Reynier.

Éther salolé. — Immédiatement après l'opération, introduire dans les plaies de l'éther salolé. L'éther s'évapore, après avoir pénétré dans toutes les anfractuosités de la plaie, où il dépose ainsi une couche de salol.

PROSTATE (MALADIES DE LA).

Félix Guyon.

I. TRAITEMENT MÉDICAL. — Frictions générales, massage, exercice. Bains d'un quart d'heure.

Narcotiques : belladone, opium, Iodures.

II. TRAITEMENT CHIRURGICAL. — Quand la vessie se vide mal, procéder à son évacuation. Celle-ci réussira d'autant mieux que les voies digestives seront en bon état. L'évacuation de la vessie doit être lente et progressive, il ne faut jamais la vider d'emblée. Au début, n'enlever que le tiers du contenu de la vessie, ne faire l'évacuation complète qu'au bout d'une dizaine de jours.

Antisepsie rigoureuse. Remplacer une partie de l'urine évacuée par une petite quantité de solution boriquée à 5 pour 100.

Renouveler le cathétérisme six à huit fois dans les 24 heures, avec une sonde en caoutchouc vulcanisé.

Si on éprouve de la difficulté à pénétrer dans la vessie, faire une ponction capillaire aspiratrice.

Si on craint de ne pas pouvoir pénétrer de nouveau, mettre une sonde à demeure, du calibre 18 au maximum. La laisser à l'entrée de la vessie, ne pas la recourber sur elle-même. Relever la verge sur l'abdomen. Mais le cathétérisme est toujours préférable.

III. RÉGIME. — Éviter les refroidissements, les écarts de régime, les excès de boissons, même non excitantes.

Ne pas retenir les urines; éviter le décubitus prolongé, la constipation. Pour la combattre, éviter les purgatifs qui, comme l'aloès, congestionnent les organes abdominaux. Préférer les lavements.

PROSTATITE.

Félix Guyon.

I. TRAITEMENT MÉDICAL. — Matin et soir, administrer un lavement avec de l'eau de graines de lin épaisse.

Une fois le lavement rendu, introduire un suppositoire :

Onguent napolitain............	0 gr. 25
Extrait de belladone...........	0 — 02
Beurre de cacao...............	3 —

Pour un suppositoire.

II. TRAITEMENT CHIRURGICAL. — S'il y a rétention d'urine, vider la vessie avec une sonde en caoutchouc.

III. RÉGIME. — Repos au lit.

Bouilly.

Prostatite aiguë et suppurée. — I. TRAITEMENT MÉDICAL. — Au début, prescrire les antiphlogistiques et les calmants : grands bains; applications émollientes; appliquer des suppositoires calmants; sangsues.

II. TRAITEMENT CHIRURGICAL. — Combattre la rétention d'urine par le cathétérisme avec une sonde molle.

Dès qu'un abcès est constaté, l'ouvrir.

Si l'abcès a tendance à se montrer à la région périnéale, l'ouvrir en ce point par une large incision transversale, comme pour le premier temps de la taille prérectale.

PSEUDARTHROSES DU CORPS DU FÉMUR.

P. Berger.

RÉSECTIONS CUNÉIFORMES. — Pour combattre la tendance que les surfaces de section des fragments ont à glisser l'une sur l'autre, substituer à l'avivement par section transversale, l'avivement cunéiforme, le fragment supérieur figurant un V saillant destiné à s'engager dans le V rentrant que présente le fragment inférieur avivé.

L'adoption de ce mode de résection est inspirée par la direction même du trait de la fracture (fracture en bec de flûte très oblique, où le fragment supérieur se termine par une pointe aiguë, qui traverse la peau au moment de l'accident).

Cet avivement cunéiforme se fait par deux traits de scie obliques, se rejoignant à angle aigu; il est d'une exécution délicate et, pour permettre aux fragments

de s'adapter d'une manière parfaite et par des surfaces absolument parallèles, il est nécessaire de revenir sur la première section, et de la corriger par deux
nouveaux traits de scie.

Il convient donc, dans la prévision de semblables
retouches, de faire les premières sections avec beaucoup de ménagement, et de n'enlever qu'une lame osseuse assez mince, de manière à ne pas trop diminuer
la longueur des fragments si on était obligé de recourir à de nouvelles sections.

Ce mode de résection, utilisant la disposition même
des fragments, dans les fractures obliques, permet
d'obtenir un raccourcissement moindre que s'il avait
fallu faire tomber toute leur partie saillante par une
section transversale, afin d'obtenir des surfaces suffisamment étendues pour être aisément mises et maintenues en contact.

Avant de couper les fragments, il faut percer les
trous pour la suture osseuse et passer les fils.

Quand on l'a fait, on introduit le V saillant du fragment supérieur dans le V rentrant de l'inférieur ; ce
n'est pas sans difficulté qu'on y parvient, mais une
fois les os en place, ils n'ont pas grande tendance à
se quitter, et le déplacement qui se fait lorsqu'on
abandonne le membre à lui-même est plutôt un déplacement angulaire qu'un déplacement suivant l'é-
paisseur. Il n'est pas moins nécessaire de maintenir
le contact des os par la pression directe qu'exercent
les doigts d'un aide appliqués sur eux dans la plaie
jusqu'au moment où le membre est solidement fixé
par un appareil inamovible. Ce n'est qu'alors qu'on
supprime ce moyen de contention supplémentaire,
qu'on lave une dernière fois la plaie et que l'on procède à sa réunion.

La résection cunéiforme serait un moyen insuffi-
sant, si l'on n'y ajoutait la suture osseuse. Pour remé-

dier aux inconvénients que celle-ci a entraînés : suppuration, rupture des fils, tractions exercées par leur intermédiaire sur les fragments, employer la suture osseuse à fils perdus. La pratiquer à l'aide de fils métalliques et préférer les fils de platine, que leur inaltérabilité permet de faire décaper préalablement dans les acides et de passer à la flamme sans rien leur faire perdre de leurs qualités.

Le périoste, qui, au préalable, a été détaché des fragments, est ramené sur eux, sans qu'on procède à la suture.

Le membre est ensuite enveloppé d'un appareil plâtré circulaire qui immobilise le siège et le membre.

PSEUDO-COXALGIES.

Duplay.

Les pseudo-coxalgies sont des affections qui, malgré l'absence complète de lésions dans l'articulation de la hanche, simulent la coxo-tuberculose.

On les divise en deux classes :

Dans la première, on range les cas de contracture des muscles péri-articulaires survenant sans altération de la jointure ni du voisinage (*coxalgies hystériques*);

Dans la seconde, on range les cas où la contracture musculaire est 'consécutive à un réflexe partant d'une lésion d'un point voisin de l'articulation, celle-ci restant indemne (*coxalgies symptomatiques*).

Coxalgies hystériques. — Les affections qui font partie de cette classe sont assez fréquentes. Elles se montrent principalement chez la femme et à l'âge de la puberté; mais un fait à noter, c'est que souvent les sujets qui en sont atteints ne présentent pas les caractères classiques de l'hystérie et offrent un simple état de nervosisme.

La maladie guérit le plus souvent seule. Aussi certains auteurs conseillent d'abandonner la malade à elle-même.

Quelques médecins ont préconisé l'opium, le bromure de potassium, qui sont inefficaces.

La suggestion est quelquefois très utile et compte des guérisons à son actif.

On a conseillé encore le massage, l'électricité, les mouvements forcés.

On peut corriger les attitudes vicieuses et maintenir le membre dans une situation normale, au moyen d'une gouttière de Bonnet, et en pratiquant au besoin l'extension continue.

Coxalgies symptomatiques. — Cette lésion est le plus souvent osseuse (ostéite de l'os iliaque ou du fémur); d'autres fois c'est une péri-arthrite coxo-fémorale.

Le diagnostic est difficile et ne peut être posé que par un examen *très attentif* de la région.

L'articulation recouvrera ses fonctions normales, quand on aura guéri la lésion qui est le point de départ de l'affection.

PYOPNEUMOTHORAX TUBERCULEUX OU
PLEURÉSIE SUPPURÉE.

Dujardin-Beaumetz.

L'opération de la *pleurotomie* peut être faite sans douleur, en injectant une seringue de solution de cocaïne au 1/50ᵉ aux deux extrémités de l'incision à pratiquer.

Merklen.

I. TRAITEMENT PAR L'EMPYÈME. — Il y a avantage à traiter par l'empyème certains cas de pyopneumothorax tuberculeux.

Cette opération était autrefois proscrite chez les tuberculeux comme pouvant amener des poussées aiguës de tuberculose; cette crainte n'est pas justifiée et le danger serait plutôt l'infection septicémique, résultant de précautions antiseptiques insuffisantes.

L'empyème ne doit pas être rejeté comme étant susceptible de hâter la marche de la tuberculose. Cette opinion a été défendue autrefois, c'est sur elle que l'on s'est appuyé pendant longtemps pour proscrire toute espèce d'opération chez les tuberculeux; mais il n'en est plus de même aujourd'hui et l'on tend généralement à faire bénéficier les tuberculeux aussi bien que les autres malades des progrès de la chirurgie.

Un foyer purulent dans la plèvre ne saurait être utile, même à un tuberculeux.

Les lavages, les injections intra-pleurales peuvent permettre de traiter directement les foyers tuberculeux par l'absorption de solutions susceptibles d'arrêter la formation du pus et de troubler l'évolution des bacilles.

II. TRAITEMENT PAR LA PLEUROTOMIE. — La pleurotomie simple donne des résultats aussi satisfaisants que la pleurotomie avec résection des côtes.

La pleurotomie ne saurait être conseillée dans tous les cas de pyopneumothorax tuberculeux, pas plus qu'elle ne doit être faite dans toutes les pleurésies purulentes tuberculeuses.

III. INDICATIONS. — Pour que l'opération ait des chances de succès, il faut : 1° que les lésions pulmo-

naires ne soient ni trop profondes ni trop étendues ;
2° que le pyopneumothorax soit récent ; s'il est ancien,
on peut craindre que le poumon, refoulé dans la gouttière costo-vertébrale, n'ait contracté des adhérences
qui l'empêchent de se dilater et de combler le vide
pleural. Toutefois, il n'est pas possible d'établir à cet
égard une règle absolue.

REIN FLOTTANT.

Félix Guyon.

Si la flottance du rein n'est accompagnée d'aucun
phénomène douloureux notable, ne pas intervenir.

S'il y a des douleurs atroces, quand le rein se déplace, en venir au traitement chirurgical.

I. NÉPHRECTOMIE. — On a proposé d'abord la
néphrectomie, c'est-à-dire l'enlèvement du rein mobile,
mais l'opération est dangereuse et prive le malade
d'un de ses reins.

II. NÉPHRORRHAPHIE. — Préférer la *néphrorrhaphie*.

Faire une incision oblique ; découvrir le bord
externe de la masse sacro-lombaire ; récliner cette
masse, on aperçoit alors le muscle carré lombaire ;
après avoir incisé l'aponévrose de ce muscle, on arrive
sur une grosse masse graisseuse jaune qui masque
l'intestin. Le rein, quand il est depuis longtemps
pyonéphrosé, est blanc ; on voit donc une surface
grisâtre lobulée et on peut croire qu'on est sur l'intestin ; on ne voit pas l'intestin, et si l'on voit quelque
chose qui y ressemble, c'est le rein ; l'intestin est caché.

Par conséquent, on arrive facilement dans l'atmosphère jaune sous-péritonéale ; mais il y a là une aponévrose, l'aponévrose costo-vertébrale qui cache le

rein, en partie ; il faut donc inciser cette aponévrose costo-vertébrale, mais cette incision peut amener à des surprises désagréables, surtout si on a, à ce niveau, une douzième côte courte. Dans ce cas, en effet, il faut se méfier du cul-de-sac pleural qui est alors souvent au-dessous de la côte ; quand, au contraire, la douzième côte est une côte longue, le cul-de-sac pleural est un peu remonté. Si donc le malade a une douzième côte courte, il faut veiller avec le plus grand soin quand on incise le ligament costo-vertébral, et même il est plus prudent de le déchirer avec les doigts que de l'inciser.

La dénudation du rein est un temps difficile, d'autant plus difficile que le rein est moins sain. Avec les doigts, on dénude le rein du côlon, puis de l'enveloppe du rein et on arrive enfin sur l'organe. Écarter la couche graisseuse commune au rein et au côlon, l'enveloppe celluleuse et suturer à la soie, avec une aiguille de Reverdin, toute une collerette autour du rein ; il est d'une grande importance d'isoler ainsi la région, car lorsque le pus s'écoulera, il ne pourra pas se répandre au loin tout autour du rein, il restera dans le voisinage.

Inciser alors le rein ou mieux le ponctionner d'abord avec une sonde cannelée ; le pus coule dans la cannelure et comme on a eu soin d'entourer toute la région de compresses antiseptiques, il ne peut fuser dans la profondeur ; puis le long de la sonde cannelée, faire une petite incision, suffisante toutefois pour permettre à l'index de pénétrer dans le rein ; cet index ainsi introduit fait bouchon et permet de modérer la sortie du pus à volonté.

On peut faire ainsi l'évacuation progressive et lente du pus sans avoir à redouter des accidents résultant de son issue trop brusque.

Cette manière de procéder a encore un autre avantage; le doigt placé dans le rein permet de mettre ensuite des fils qui servent à faire toute l'incision nécessaire, car quand on opère une pyonéphrose, il faut inciser suffisamment le rein, avec les ciseaux non seulement sur une face, mais sur les bords et les extrémités, et amener le rein vers soi. Cela fait, placer d'autres fils parce que le rein est friable et qu'on le fixera vers l'étage moyen de la plaie ; il ne faut pas craindre d'amener le rein un peu en avant.

On peut alors examiner complètement le rein que l'on a sous les yeux et on peut en toute sécurité inciser ce qui doit l'être ; ceci permet aussi de faire le grattage, si la chose est nécessaire.

Reste maintenant la question du pansement ; il faut être très sobre dans la fermeture de la plaie. Fermer la partie supérieure de celle-ci par deux ou trois points, mais laisser une grande ouverture qui permette de voir ultérieurement le rein et de soigner le fond de la cavité rénale ; si l'on agit autrement, la suppuration persiste indéfiniment. Il ne faut donc pas faire trop de points de suture et ne pas trop fermer l'ouverture qui mène au rein.

Dans l'ouverture, placer des drains ou bien faire le tamponnement du rein tant que cet organe suppure et qu'il ne bourgeonne pas encore. Quand la poche est trop anfractueuse, drainer toujours.

Les résultats immédiats de l'opération sont excellents, l'opéré reprend des forces. Mais, plus tard, il peut rester une fistule et l'on peut être obligé de faire la néphrectomie.

D'une façon générale, toute incision faite pour ouvrir la fosse lombaire doit être laissée ouverte si on veut que la plaie se ferme vite. L'expérience a démontré l'exactitude de ce fait ; c'est une question de statistique. Quand on laisse la plaie ouverte, la guérison se fait en quelques semaines ; quand on fait des sutures, il faut compter plusieurs mois pour l'obtenir.

Donc, le moins de réunion possible, peut-être pas de réunion du tout.

Paul Segond.

On substitue aujourd'hui à la néphrectomie la *néphrorrhaphie*, c'est-à-dire la fixation du rein ; cette opération a produit d'excellents résultats, surtout en cas de douleurs vives. Les nouvelles adhérences contractées par le rein dans la situation qui lui est donnée semblent fortes et font disparaître des souffrances souvent intolérables. En cas de non-altération du rein, la néphrorrhaphie est l'opération de choix. Pour donner de bons résultats, les sutures doivent empiéter sur le parenchyme rénal, ce qui n'amène aucun trouble des urines. Une condition de succès est de suspendre le rein, remis en situation, à la dernière côte et d'employer des fils résorbables. Il suffit de bien mettre à nu la surface à fixer, sans l'aviver ni procéder à une décortication du rein.

Tuffier.

Distinguer les cas qui sont justiciables d'un traitement chirurgical et ceux qui ne le sont pas :

1° Reins indolents, que rien ne fait soupçonner ;

2° Reins, accompagnés de douleurs indépendantes de la mobilité rénale ;

3° Reins mobiles, avec troubles gastro-intestinaux ou douloureux.

Dans le premier cas (dilatation de l'estomac et entéroptose), bandage rénal à ressort et ceinture ;

Dans le second cas (accès congestifs, hydronéphrose intermittente), le bandage produit encore souvent de merveilleux effets.

Si le bandage échoue, si le rein est réductible et incoercible, pratiquer la *néphropexie* par la voie lombaire, avec fixation par deux catguts n° 3 passés en pleine substance rénale, et dénudation du rein; repos horizontal, pendant trois semaines après l'opération.

Les résultats de la *néphrorrhaphie* sont restés bons dans tous les cas où il y avait luxation simple de l'organe, non compliquée d'entéroptose ou d'affaiblissement de l'organisme.

La *néphrotomie* a donné de bons résultats, toutes les fois qu'elle a été pratiquée avant l'infection du rein.

La *néphrectomie* donne rarement lieu à des fistules ; celles-ci se produisent lorsque l'atmosphère celluleuse du rein est chroniquement enflammée et qu'il existe une dilatation considérable des uretères.

RÉTENTION D'URINE.

Félix Guyon.

Il est des malades qui se sondent ou sont sondés dans des conditions qui permettent l'inoculation, sans qu'il en résulte aucun accident; chez d'autres, l'infection de l'appareil urinaire est la conséquence presque immédiate d'un cathétérisme pratiqué sans précautions antiseptiques.

Rétention incomplète. — La forme de rétention d'urine incomplète avec distension fournit ces conditions de réceptivité. Les malades, quoique ayant la vessie distendue à l'extrême, rendent une quantité exagérée d'urine; leur nutrition se trouble profondément; ils offrent l'aspect que déterminent les lésions organiques.

Dans ces cas, l'évolution morbide s'accomplit à l'état aseptique. Malgré la gravité, la complexité des lésions, la longue durée, les urines sont limpides et ne contiennent aucun micro-organisme; le malade est apyrétique.

Mais que le cathétérisme soit fait sans les précautions qui empêchent l'introduction des germes, la suppuration s'établit, s'étend rapidement à tout l'arbre urinaire, la vie est menacée. Il y a stase de l'urine dans la vessie qui se débarrasse seulement de son trop-plein, stase dans les uretères dont l'irrigation continue de l'état normal est arrêtée par l'énorme distension de la vessie, stase dans les réservoirs et jusque dans les canalicules excréteurs du rein, envahis, eux aussi, par la dilatation pathologique de tout l'appareil. Tout est donc prêt pour que la multiplication de l'agent infectieux s'accomplisse, tout assure la propagation aux uretères et aux reins.

Rétention aiguë complète. — L'urgente nécessité de l'intervention modifie les conditions de réceptivité.

La rétention des rétrécis ne saurait être comparée à celle des prostatiques. Les premiers sont des sujets jeunes à vessie fortement musclée; chez les seconds, plus ou moins âgés, toujours athéromateux, les tissus sont sous le coup de troubles de la nutrition.

Chez les uns et chez les autres, cependant, à moins de lésions surajoutées, de traumatisme par exemple, l'infection, lorsqu'elle se produit, se localise d'abord à la vessie.

Chez les rétrécis, il est rare qu'elle soit durable; l'état ammoniacal le plus prononcé, les accidents fébriles graves disparaissent, par le fait du rétablissement du cours des urines.

Chez les prostatiques, l'inoculation persiste habituellement, mais elle ne s'étend que plus ou moins tardivement aux uretères et aux reins; l'antisepsie locale met l'appareil urinaire à l'abri de l'infection.

RÉTINO-CHOROIDITE.

Abadie.

Injéctions hypodermiques avec :

Bichlorure de mercure............   1 gr.
Chlorure de sodium ....   2 —
Eau distillée...................   100 —

RÉTRACTION DE L'APONÉVROSE PALMAIRE.

Bouilly.

Tailler et disséquer par sa face profonde un lambeau de peau triangulaire, dont la base corresponde au sillon qui sépare le doigt fléchi du creux de la main, dont le sommet se termine au niveau du point le plus élevé de la paume de la main et qui se trouve distendu quand le doigt est dans une extension complète.

Sectionner successivement tous les tractus fibreux qui empêchent le redressement du doigt, jusqu'à ce qu'on obtienne une extension complète.

Immobiliser pendant longtemps le doigt dans l'extension.

RÉTRÉCISSEMENTS DE L'ŒSOPHAGE.

Verneuil.

La dilatation progressive est, de toutes les méthodes, la plus usitée et la moins dangereuse. On peut la faire sur conducteur, en glissant sur une tige mince préalablement introduite dans le rétrécissement une boule dilatatrice percée d'un trou pour laisser passer la tige conductrice.

Léon Le Fort.

Rétrécissements cicatriciels. — *L'œsophagotomie externe* ne peut guère être conseillée ; elle est grave et n'est applicable qu'aux cas où le rétrécissement est situé près du pharynx.

L'œsophagotomie interne est moins dangereuse ; mais pour être pratiquée sûrement, il faut que l'œsophagotome puisse être dirigé par une bougie conductrice, ou pénétrer dans le rétrécissement, qu'il sectionnera d'arrière en avant, et dans ces cas la *dilatation*, bien moins grave que l'œsophagotomie interne, est possible ; l'*électrolyse* n'a pas assez de faits pour qu'on puisse juger de sa valeur.

La *dilatation immédiate progressive*, sagement employée, donne de bons résultats, même dans des cas de rétrécissements très serrés.

Toutes les fois qu'on se décide à faire l'ouverture de l'estomac (*gastrostomie*) pour établir une fistule stomacale, le malade a tout autant de chances de mourir que de guérir de l'opération : ces chances de mort, si élevées pour la gastrostomie, sont au contraire relativement faibles si l'on ouvre l'estomac pour en retirer un corps étranger. Parmi les malades échappés au danger opératoire, ceux chez lesquels *la salive peut se mêler aux aliments* survivent. La salive a un rôle plus important que celui assigné par les physiologistes, et l'introduction des aliments par une fistule gastrique est insuffisante pour entretenir une digestion complète si les aliments n'ont pas été imprégnés ou mélangés de salive. D'où cette conclusion pratique, qu'après une gastrostomie il faut rendre à l'œsophage une perméabilité suffisante pour permettre l'injection facile ou au moins possible de la salive ; et cette autre conclusion justifiée par la gravité de la gastrostomie et par la nécessité du rétablissement de la perméabilité de l'œsophage, qu'il faut tout faire pour rétablir cette perméabilité et ne recourir à l'ouverture de l'estomac que lorsqu'on a perdu tout espoir de rétablir cette perméabilité par les autres modes d'intervention.

Rétrécissements cancéreux. — Le bilan de la *gastrostomie* est ici plus triste encore ; la survie moyenne des malades guéris n'est guère que de deux mois.

L'*œsophagotomie externe* n'est guère praticable, le rétrécissement étant, en général, bas.

L'*œsophagotomie interne* n'aurait le plus souvent pour résultat que d'amener des hémorragies.

La *dilatation répétée* produit des déchirures dans les tissus friables, et expose à perforer l'œsophage ramolli. Tenter l'emploi de la *sonde à demeure*, et de préférence la longue sonde sortant par la narine.

Ed. Schwartz.

Distinguer : 1° les *rétrécissements traumatiques* ou *cicatriciels* et *post-inflammatoires* ; 2° les *rétrécissements néoplasiques* ou *cancéreux*..

Rétrécissements traumatiques ou cicatriciels. — La guérison est possible.

Dans les rétrécissements fibreux franchissables, la méthode de choix est la *dilatation lente et progressive*.

Mais si le rétrécissement, bien que franchissable, n'est pas dilatable, il devient inutile d'insister et on peut songer à l'*œsophagotomie interne*.

Si cette opération n'est pas indiquée, on n'a plus à sa disposition que l'*œsophagotomie externe*, quand le rétrécissement est accessible au cou et la *gastrostomie*, dans le cas contraire.

La détermination dépendra encore de l'état général

du malade; en effet, on ne peut pas toujours attendre les résultats d'une dilatation lente.

Rétrécissements néoplasiques ou cancéreux. — L'opération n'est que palliative.

Les cancéreux succombent parfois rapidement et sans cause connue, après l'opération, ce qui n'est pas une raison pour délaisser la *gastrostomie*.

RÉTRÉCISSEMENTS DU RECTUM.

Peyrot.

I. TRAITEMENT MÉDICAL. — Au début, faciliter l'évacuation des matières par les laxatifs et les lavements; ceux-ci sont dangereux quand le rétrécissement siège un peu bas.

II. TRAITEMENT CHIRURGICAL. — Si le rétrécissement laisse passer une bougie, faire la dilatation lente avec des bougies. Reprendre chaque jour un ou deux numéros au-dessous de celui qu'on avait pris la veille.

La *divulsion* n'est indiquée que dans les rétrécissements voisins de l'anus.

Préférer la *rectotomie*.

RÉTRÉCISSEMENTS DE L'URÈTRE.

Félix Guyon.

Quand, pour les rétrécissements, on a épuisé inutilement tous les moyens de cathétérisme, l'*urétrotomie interne* est indiquée.

Cette opération, quelque grande que soit sa valeur, ne peut amener seule la cure des strictures urétrales; c'est un adjuvant de la dilatation et cette dernière opération constitue la véritable méthode thérapeutique des rétrécissements de l'urètre.

Loin d'être réservée aux cas simples, exempts de toutes déterminations du côté de l'arbre urinaire et de toutes complications générales, l'urétrotomie interne doit être appliquée surtout aux cas graves.

Les complications de rétrécissement constituent des indications formelles et pressantes de l'urétrotomie : tels sont, par exemple, les accès de fièvre survenant spontanément ou sous l'influence de la dilatation, qui sont l'expression de lésions rénales plus ou moins avancées; tels sont encore les cas de polyurie trouble avec pus dans l'urine, troubles digestifs et état général très grave.

Dans les cas simples, lorsque l'urétrotomie est seulement réclamée par la résistance de la coarctation aux bougies dilatatrices, cette opération est véritablement bénigne, à condition d'être pratiquée suivant certaines règles :

1° Il faut d'abord opérer suivant toutes les règles de l'antisepsie;

2° On doit inciser tous les points rétrécis, en ayant soin d'inciser peu profondément et de faire porter l'incision sur la paroi supérieure de l'urètre;

3° La sonde à demeure, que l'on place ensuite, doit être d'assez faible calibre et on doit la laisser ouverte dans l'urinoir;

4° Le malade doit être mis au repos; son régime, sa température et le reste seront surveillés avec soin.

Pour pratiquer l'incision dans la majorité des rétrécissements, se servir de l'urétrotome de Maisonneuve, qui agit d'avant en arrière, et n'employer guère l'instrument de Civiale, qui agit d'arrière en avant, que dans les rétrécissements très résistants, par exemple, ceux qui succèdent aux traumatismes. Se servir presque exclusivement des lames, qui répondent aux nᵒˢ 21 et 23 de la filière Charrière. N'introduire qu'une fois la lame, coupant ainsi à l'aller et au retour, et ne pas « jouer du violon » dans le canal, en y promenant la lame à plusieurs reprises.

La sonde à demeure est placée dans le canal, sitôt son incision, et elle y est conduite sur conducteur avec précaution, sans forcer. Si on rencontre de la difficulté à l'introduire, on diminue progressivement son calibre, jusqu'à ce que toute difficulté, toute résistance cesse, et, si on n'y parvenait pas, mieux vaudrait ne pas mettre de sonde, que de forcer tant soit peu le passage. Cette sonde est laissée à demeure, ouverte dans l'urinoir, pendant vingt-quatre à quarante-huit heures.

Avant de commencer la dilatation, on laisse le malade se reposer huit à quinze jours et même davantage, s'il survient le moindre accident, la moindre complication.

Les résultats éloignés sont ceux de toutes les méthodes thérapeutiques des rétrécissements, c'est-à-dire que la récidive ne survient que dans les cas où les malades cessent de se soumettre à la dilatation progressive, qui seule peut assurer la permanence du calibre de l'urètre.

La bénignité de l'urétrotomie est tout entière subordonnée aux conditions rigoureuses de ses indications et de son manuel opératoire. Pratiquée suivant les règles, elle constitue une opération facile, simple, accessible à tous les chirurgiens.

Tillaux.

Si la dilatation simple ne peut rendre au canal son calibre normal (7 à 8 millimètres), il faut recourir à l'urétrotomie interne.

RÉTRÉCISSEMENTS DE LA VALVULE ILÉO-CŒCALE.

Péan.

Parmi ces rétrécissements, les uns sont dus à un néoplasme; les autres sont de nature inflammatoire.

I. TRAITEMENT PALLIATIF. — Pour les combattre, on a recours à un anus contre nature, établi au-dessus du point rétréci, ou à la divulsion digitale, mais ce ne sont là que des moyens palliatifs, peu efficaces et non sans danger.

II. TRAITEMENT CURATIF. — Créer, sans enlever une portion du tube intestinal, une dilatation à l'endroit même où existe le rétrécissement,

Avec cette méthode, les suites de l'opération sont des plus simples, la guérison est complète au bout de quelques jours.

RUPTURE DU LIGAMENT ROTULIEN.

Tillaux.

Placer le membre dans l'extension.

L'immobiliser dans une gouttière pendant soixante jours, jusqu'à ce que le blessé puisse soulever son talon au-dessus du lit.

RUPTURES MUSCULAIRES.

Duplay.

Ruptures partielles avec hématome. — La première indication sera le repos absolu du muscle. On cherchera même à le mettre dans le relâchement, si c'est possible.

Applications locales : moyens émollients au début (cataplasmes laudanisés, etc.)

Un peu plus tard, si le sang tarde à se résorber, quelques révulsifs et un peu de compression seront utiles.

Pour le membre inférieur, se garder du massage, par crainte des embolies.

Ruptures musculaires complètes. — Avant tout, comme dans le traitement des ruptures musculaires partielles, prescrire le repos; mais ici le traitement est plus compliqué : il demande plus de soins pour que la fonction se rétablisse; il faut chercher à remédier à l'atrophie fréquente du muscle, d'abord par les courants continus descendants, puis par la faradisation au moment où la cicatrice est solide, c'est-à-dire au bout de deux mois environ, enfin, par les douches qui complètent le traitement.

RUPTURE DU TENDON D'ACHILLE.

Tillaux.

Laisser le membre dans l'attitude normale. L'immobiliser dans un appareil plâtré ou silicaté.
Répos pendant un mois au moins.

RUPTURES DE L'URÈTRE.

Tillaux.

Si on ne peut introduire une sonde dans le bout postérieur de l'urètre, renoncer à des tentatives infructueuses. Il n'y a aucun inconvénient à laisser le sujet sans sonde, l'urine s'écoulant par la plaie.

Au bout de 6 à 8 jours, mettre le blessé dans la position de la taille et lui recommander d'uriner. Le liquide sort par le bout postérieur. Introduire par le bout antérieur une sonde ayant le plus gros calibre possible, la faire pénétrer, et la laisser à demeure pendant une huitaine de jours.

SACRO-COXALGIE.

Bouilly.

I. TRAITEMENT GÉNÉRAL. — Faire le traitement applicable à toutes les manifestations tuberculeuses.

II. TRAITEMENT LOCAL. — Immobiliser le malade dans la grande gouttière de Bonnet, avec ou sans extension du membre correspondant au côté malade.

Les révulsifs, qui nécessitent pour leur application de fréquents mouvements du malade et qui altèrent la vitalité des téguments, ne paraissent pas recommandables.

Quand il existe une collection purulente et surtout des trajets fistuleux, curer soigneusement de leurs fongosités les parties molles, évider les os à la cuiller tranchante et à la gouge; pratiquer des orifices qui conduiront à la face antérieure du sacrum et permettront le drainage et l'évacuation des abcès de cette région.

Dans ce point où les manœuvres sont délicates et dangereuses, l'injection de chlorure de zinc en solution forte et les pansements iodoformés peuvent donner les meilleurs résultats. Dans tous les cas, l'intervention est difficile et les progrès de la guérison sont toujours lents et incertains.

SCAPULALGIE.

Bouilly.

Pendant la première période de l'affection, immobiliser rigoureusement la jointure dans une bonne attitude. Le meilleur appareil semble être l'attelle plâtrée qui immobilise les articulations de l'épaule et du coude et qui peut être appliquée par-dessus des feuilles de ouate, si l'on veut en même temps exercer de la compression.

Quand la suppuration est établie et quand les trajets fistuleux conduisent sur les os dénudés, si l'affection résiste au traitement général bien conduit, aux bains chlorurés sodiques, sans attendre que le sujet soit épuisé et que les dégâts locaux soient devenus trop considérables, pratiquer la résection de l'extrémité supérieure de l'humérus et l'ablation de toutes les parties malades du côté du scapulum. Cette opération sera pratiquée, en tenant compte des principes qui président aujourd'hui à l'attaque des lésions tuberculeuses : ablation complète des parties malades ou suspectes, précautions minutieuses contre l'inoculation tuberculeuse et la septicémie.

La résection de l'épaule contre la scapulalgie, pratiquée de bonne heure et avec les précautions actuelles, accompagnée du traitement général dirigé contre la tuberculose, sera suivie des résultats les plus favorables.

SECTION DES NERFS DE LA MAIN.

Chaput.

Dans le cas de section de l'un des nerfs de la main

la continuité du tronc nerveux doit être immédiatement rétablie, si possible, à l'aide de la suture ; celle-ci sera pratiquée avec une aiguille fine, ronde de préférence, munie d'un catgut fin. Cette suture peut être également faite tardivement, alors que la plaie extérieure est cicatrisée depuis longtemps et que les deux bouts nerveux doivent être recherchés dans le tissu de cicatrice. Elle peut être suivie de réunion immédiate, avec retour immédiat de presque toutes les fonctions.

SCOLIOSE DES ADOLESCENTS.

E. Kirmisson.

I. TRAITEMENT GÉNÉRAL. — Activer la nutrition du tissu osseux ; exercice, séjour au bord de la mer, etc.

II. TRAITEMENT LOCAL. — Abandonner le traitement par l'extension continue et le décubitus prolongé. De même, les appareils portatifs de redressement ne sauraient remplir le but qu'ils se proposent; ils ne réussissent qu'à fatiguer les malades par leur poids et par les pressions qu'ils exercent.

Le véritable traitement consiste dans les exercices orthopédiques, dans lesquels le redressement est obtenu par les mains du chirurgien, et mieux encore par les différents efforts musculaires exécutés par le malade lui-même (redressement passif et actif).

Comme moyens auxiliaires, employer les douches, le massage, l'électricité.

Les différents appareils portatifs, corsets et autres, ne doivent servir qu'à maintenir les résultats obtenus par le traitement orthopédique, et non comme appareils de redressement.

SPINA BIFIDA.

P. Berger.

Faire l'ouverture du sac, puis introduire entre les lames vertébrales une rondelle osseuse découpée dans l'omoplate d'un jeune lapin.

La plaque osseuse artificielle est parfaitement tolérée.

Au bout de quatre semaines, la guérison est absolue; la cicatrice, très solide.

SUTURES PAR FILS DE SOIE ET DE CATGUT.

Terrier.

La *soie aseptique* n'entraîne pas d'accidents, et il n'y a pas de suppuration réelle, mais les soins doivent être minutieux. Le séjour dans l'autoclave à 120° suffit, mais, comme il peut y avoir des fautes de préparation à l'hôpital, il vaut mieux faire bouillir ensuite les fils dans une solution de sublimé.

Il ne faut pas faire des bobines tros grosses, les tours profonds n'étant pas stérilisés; le mieux est d'enrouler le fil sur des plaques de verre à jour.

Toutes les précautions étant bien prises, il n'y a pas à redouter de suppuration ultérieure.

Le *catgut* est inférieur à la soie. La stérilisation du catgut étant très difficile, il faut le réserver pour certaines opérations spéciales.

Le *tendon de kanguroo* peut le remplacer, mais il est presque impossible de s'en procurer.

Lucas-Championnière.

Le *catgut* n'est pas aussi difficile à stériliser qu'on le dit. On peut fixer les organes en se servant de catgut et l'on n'a d'échec que s'il se produit de la suppuration; du reste, il est inutile de faire passer les fils à l'étuve, de les dégraisser; il suffit d'employer le procédé de Lister.

Le *tendon de kanguroo* n'a guère d'avantages sur le catgut.

On ne doit pas faire bouillir la *soie*, ce qui l'altère; il est plus simple de la stériliser, en la faisant baigner dans une solution de sublimé au 1/1000°.

Bouilly.

Employer des *fils de soie* pour faire les ligatures et les sutures.

La soie tressée à plat est très utile pour les ligatures importantes, celles des pédicules; elle ne glisse pas et ne se relâche pas. La soie ronde ne doit être employée que pour les petites ligatures d'artères.

La préparation de la soie consiste à la faire bouillir dans une solution de sublimé à 1 pour 1000, dans laquelle on la conserve. Les tissus tolèrent très bien la soie qui a été stérilisée dans le sublimé. Quelquefois on a un peu de suppuration au niveau du fil, même quand on a pris toutes les précautions désirables. Cela tient sans doute à un défaut dans la fabrication.

Il est encore possible de stériliser la soie en la chauffant à 120° dans l'étuve humide; au delà de cette température, elle devient cassante.

La soie ne paraît pas cependant être également bien tolérée par les différents tissus. Quand le tissu contient beaucoup de graisse, il se fait souvent un sorte de mortification aseptique, suivie d'élimination.

Les fils de soie valent mieux que les *fils de catgut*, dont la stérilisation est beaucoup plus difficile et qu'on ne peut guère obtenir assez aseptiques. De plus le catgut détermine souvent une irritation locale assez notable.

Pozzi.

Le *catgut* rend les plus grands services, quand il est préparé convenablement, qu'il est aseptique; c'est alors le meilleur agent à employer pour faire une ligature qui ne doit être que temporaire. Ce qu'il faut s'attacher à trouver, c'est un bon mode de préparation.

Le meilleur mode de préparation du catgut est le suivant : on le dégomme d'abord à l'éther et on le fait séjourner dans l'étuve sèche à 120°. Puis on le traite par l'essence de bois et non de baies de genevrier ; on le conserve dans l'alcool rectifié, où il doit séjourner huit jours avant l'emploi. On ne doit pas employer le sublimé, qui rend le catgut cassant et la préparation par l'acide phénique est trop longue.

Il faut distinguer différents cas selon qu'il s'agit : 1° de ligatures d'artères ; 2° d'affrontements ou de sutures ; 3° de fixations.

Le catgut convient absolument aux ligatures d'artères, car il se résorbe en huit jours environ, tandis que la soie persiste à l'état de corps étranger ; elle peut alors devenir la cause d'accidents, en s'infectant secondairement par le système sanguin.

Ces mêmes avantages feront choisir le catgut pour les sutures superficielles et les affrontements.

La soie, par contre, sera souvent préférable, dans les cas de ligatures de pédicules. Il faudra la choisir lorsqu'on voudra fixer un organe, car la fixation par le catgut ne dure pas alors assez longtemps; il en sera de même dans les sutures de soutènement.

Il faut faire bouillir la soie, dans la solution phéniquée forte. Malgré cela, il y a souvent une infection secondaire, due au fil, au moment de l'élimination.

Le *fil d'argent* rend souvent des services quand il s'agit d'affronter les muqueuses, comme dans les opérations de petite gynécologie. Le fil d'argent est aussi très utile pour des pédicules ou des surfaces qui ont été baignées dans le pus, car il n'est pas infectable.

Félizet.

Suture des tendons. —Dans certains traumatismes qui ont divisé plusieurs tendons, il est quelque fois fort difficile de retrouver le bout supérieur d'un tendon divisé.

Voici un procédé pratique qui permet d'obtenir ce résultat.

Lorsqu'on veut, par exemple, aller à la recherche du bout supérieur du tendon fléchisseur du médius, il suffit de porter dans l'extension forcée les trois autres doigts ou même seulement l'annulaire, et l'on fait émerger presque à coup sûr le bout supérieur du tendon que l'on cherche, grâce aux tractus fibreux qui l'unissent aux tendons voisins et le font participer aux mouvements de ceux-ci.

Le même principe trouve son application dans la suture du tendon sectionné ; les doigts sains étant mis dans l'extension, le bout supérieur du tendon sectionné vient à la rencontre du bout inférieur, et, si l'on commence par suturer solidement ce bout supérieur au tendon voisin, avant de suturer bout à bout avec le bout inférieur, on donnera ainsi à la suture une solidité très grande.

Quenu.

Préférer d'une manière générale la *soie* au *catgut*, parce que ce dernier est beaucoup plus difficile à stériliser.

Il n'est pas admissible qu'il y ait une infection secondaire avec la soie ; si de la suppuration se montre à un moment donné, c'est que le fil avait été mal stérilisé.

La soie ne doit pas être mise à l'étuve dans une boîte de nickel, mais dans une compresse.

Cette stérilisation doit être faite à l'aide de l'autoclave, en portant la température à 120°. Nous n'avons jamais observé l'élimination des fils dans les sutures profondes. On peut conserver les fils dans la solution de sublimé au 1 pour 1000, mais il ne faut pas qu'ils y restent trop longtemps, sans cela ils deviennent cassants.

Pour les sutures faites dans les cavités naturelles telles que le vagin, par exemple, il vaut mieux employer le catgut, parce que la soie ne se résorbe pas et qu'il peut alors y avoir réellement infection secondaire.

Pour les sutures superficielles, c'est le *crin de Florence*, stérilisé à l'autoclave, que l'on devra choisir.

Bazy.

Se servir du *catgut naphtolé*, qui est très résistant, et qui convient surtout pour les ligatures profondes ; s'en servir encore pour les sutures en surget de la laparotomie, mais pas au niveau de la peau, qu'il irrite en se gonflant.

Dans les myomectomies, le gros catgut est très utile.

La *soie* plate est préférable pour les salpingectomies.

TAILLE.

Félix Guyon.

Suture de la plaie vésicale dans la taille hypogastrique. — Bien que la suture totale de la vessie soit actuellement à l'ordre du jour, on peut dire que les cas, auxquels conviennent la suture partielle et le drainage, sont et demeureront la très grande majorité.

Et d'abord, il est incontestable que malgré le passage de l'urine, les plaies de la vessie ont une tendance spontanée à la cicatrisation, comme le prouvent les opérations de taille périnéale ou de colpocystomie. Quant à la réunion secondaire, avec une sonde à demeure fonctionnant bien, on peut compter l'obtenir presque invariablement en dix ou quinze jours.

La vessie est suturée avec du catgut n° 1, en commençant par la partie inférieure de la plaie, on ferme près de la moitié de la vessie au-dessous des tubes; on place ensuite les tubes jusqu'à l'affleurement du bas-fond et l'on suture la partie supérieure de l'incision, en ne laissant que juste le passage des tubes. Il faut alors s'assurer du bon fonctionnement de ces tubes, en y faisant passer un courant d'eau boriquée, puis les fixer à la paroi abdominale, en ayant soin de prendre toute l'épaisseur de la peau et de la couche celluleuse sous-cutanée.

C'est le moment de faire la suture de la paroi abdominale; elle ne doit comprendre que la partie de l'incision supérieure aux tubes, aucun point ne doit être placé entre les tubes et le pubis. Il faut faire la suture par étages, les muscles droits d'abord, puis l'aponévrose, enfin la peau.

En général, il n'y a aucune filtration d'urine et le

premier pansement ne se fait que le 3e jour; on enlève les fils profonds.

Le 6e jour, deuxième pansement pour enlever les tubes; on les remplace par une sonde à demeure et l'on cherche à rapprocher autant que possible les bords de la plaie hypogastrique au moyen de deux rouleaux de ouate placés de chaque côté et maintenus par un bandage un peu serré.

On peut enlever la sonde, quand la plaie est restée étanche pendant 4 ou 5 jours; par précaution, on fait pratiquer le cathétérisme évacuateur pendant les premiers jours, pour laisser à la cicatrice le temps de se bien consolider.

La suture partielle avec drainage met à l'abri de tout accident primitif.

La suture totale peut donner le même résultat, mais à la condition qu'il ne se produira aucune des complications qui peuvent si facilement le compromettre (formations de caillots, contractions trop vives ou trop répétées de la vessie, fonctionnement imparfait de la sonde à demeure ou cathétérisme intermittent pratiqué sans toutes les précautions antiseptiques.

Avec la suture partielle, l'urine peut passer par la plaie, soit dans les premiers jours si les tubes ne fonctionnent pas bien, soit après qu'on a retiré les tubes, si la sonde à demeure se bouche ou se déplace; mais même dans ces cas, il n'y a aucun danger d'infiltration, aucun risque à courir; le malade arrivera à la guérison plus sûrement et tout aussi rapidement qu'avec la suture totale.

Albarran.

Taille hypogastrique transversale. — La taille transversale n'est pas plus grave que la taille longitudinale, car, par la suture des muscles droits, on peut éviter l'éventration consécutive. Elle est indiquée pour manœuvrer de dedans en dehors dans le segment inférieur de la vessie : cathétérisme urétral, résections, etc., mais la symphyséotomie vaut mieux pour opérer dans la portion rétro-pubienne de la face antérieure de la vessie. Elle est indiquée quand, par suite de ruptures ou d'altérations des parois de la vessie, on ne peut distendre celle-ci.

Préférer la taille longitudinale, chez les enfants, ainsi que chez les adultes porteurs de hernie inguinale double, de gros calculs, de corps étrangers, et quand on opère dans les deux tiers supérieurs de la vessie. En tout cas, on la pratiquera dans la position inclinée que nous proposons de dénommer : *position de Morand-Trendelenburg*.

TARSALGIE.

Tillaux.

Repos au lit. Si les contractures ne disparaissent pas, anesthésier le malade, remettre le pied en bonne position, et l'immobiliser dans un appareil plâtré, laissé en place pendant deux mois au moins.

TÉTANOS.

Verneuil.

Il faut faire le traitement rationnel de la plaie, pour prévenir le tétanos. Le bacille de Nicolaier, qui entre dans la plaie pour l'infecter et donner cette névrose spinale, est *anaérobie*.

Donc deux conditions se présentent :

1° *Rendre la plaie aseptique*, la laver avec les solutions aseptiques de pyoktanine jaune (1 p. 100); les plaies souillées de terre, de fumier, d'humus, notamment dans le voisinage des écuries, vu que les chevaux sont les grands coupables pour la transmission de cette affection, doivent être particulièrement soignées, débridées si elles sont anfractueuses, et bien expurgées de tout germe morbifique. Les solutions antiseptiques seront celles au chloral, à l'acide phénique, au sublimé corrosif, chaudes et non pas froides, le froid accélérant l'explosion du tétanos. Donc des bains chauds et antiseptiques.

2° *Ne pas réunir les plaies*, ni hâter leur cicatrisation, vu que le contact de l'air tue le germe.

Prescrire la réunion secondaire, à moins que la plaie n'ait été minutieusement et radicalement stérilisée, ce que la bactériologie seule peut apprendre.

Traiter la plaie par le thermocautère, mais en évitant les manœuvres trop fortes. Car il suffirait qu'une plaie soit irritée, pour faire éclater le tétanos.

En cas de grandes plaies, ne faire que le minimum d'intervention indispensable pour que la purification soit possible. Même remarque pour les escarres.

Dans le cas de plaies étroites non abordables, on peut pratiquer autour de la plaie des injections souscutanées de substances antiseptiques comme dans la pustule maligne.

S'il y a lymphangite, des pointes de feu assez profondes peuvent être utiles.

Le surchauffage dans le four de Clado pour les tuberculoses locales pourrait parfois rendre des services.

Isoler le malade dans l'obscurité et le silence.

Éviter tout contact à la peau qui pourrait éveiller des réflexes; envelopper le tétanique dans de la ouate, qui maintient autour de son corps une température constante et s'oppose à l'effleurement du tégument externe par la chemise, ou les pièces de literie.

Le malade ne doit avaler que des substances liquides.

Enfin administrer, dans les vingt-quatre heures, des doses énormes de chloral, variables suivant la tolérance individuelle, mais qui oscillent entre 12 et 25 grammes.

Si on n'obtient pas la résolution musculaire, si des convulsions surviennent, associer au chloral la morphine en injections sous-cutanées.

Péan.

Traiter par la réunion des plaies et par l'asepsie, sans se soucier du germe, sauf à insister sur l'isolement des tétaniques, pour prévenir la propagation du mal.

P. Berger.

L'extirpation du foyer d'infection tétanique s'impose, dut-on avoir recours, pour l'obtenir, à l'amputation.

Cette manière d'agir est indiquée par les examens bactériologiques qui nous montrent l'infection bacillaire limitée à la plaie dans le tétanos.

TORTICOLIS.

Verneuil.

Si un point de médecine opératoire paraissait à tout jamais fixé, c'était, à coup sûr, l'emploi de la méthode

sous-cutanée pour la section orthopédique des muscles et des tendons.

Pour le torticolis, le pied bot, les flexions perma-
nentes et les rétractions dans les différentes régions
du corps, les procédés tendaient toujours à n'inciser
la peau que juste dans l'étendue nécessaire pour l'introduction du ténotome le plus petit possible, lequel
coupait, en sciant, la corde musculaire ou tendineuse
jusqu'à l'apparition d'une dépression plus ou moins
longue et profonde, causée par l'écartement des deux
bouts.

Cette section n'offrait en général aucune difficulté
et n'entraînait guère d'accidents sérieux Cependant
il arrivait que l'instrument, conduit à l'aveugle, coupait trop ou trop peu.

Dans le premier cas, on avait blessé des vaisseaux
assez importants : la tibiale postérieure derrière la
malléole interne; les veines jugulaires au cou.

Malgré la rareté relative de ces blessures, la crainte
de les produire faisait tomber les opérateurs dans la
seconde faute : la section incomplète, qui se présente
particulièrement pour les chefs du sterno-mastoïdien;
à la vérité, on comptait, pour y rémédier et pour ache-
ver le redressement de la tête, sur l'action ultérieure
des appareils; mais ceux-ci, outre leur prix assez élevé,
avaient souvent l'inconvénient d'être mal supportés
ou de devoir être laissés en place pendant des semaines, sinon des mois.

On a souvent à se plaindre des divers appareils
usités dans le torticolis : colliers, minerves, etc.; aussi
maintenant, grâce à la méthode antiseptique, on peut
appliquer, pour certains cas du moins, le principe
des sections à ciel ouvert,

Les avantages du procédé nouveau sont les suivants :
section complète du muscle et de sa gaine, exécutée
sans péril et sans difficulté; possibilité d'obtenir ra-

pidement le redressement de la tête, à l'aide d'appareils très simples, peu coûteux et facilement supportés ; guérison plus complète et beaucoup plus prompte.

Tillaux.

Torticolis par rétraction. — Le traitement doit être exclusivement chirurgical ; il doit consister dans la section du muscle sterno-mastoïden.

1° Faut-il faire une opération sous-cutanée ou à découvert?

Il y a quinze ans seulement, il n'y aurait pas eu le moindre doute; personne n'aurait songé à opérer à ciel ouvert. Les sections sous-cutanées des muscles et des tendons étaient un grand titre de gloire pour Dupuytren, qui les avait imaginées en 1822. Son exemple avait été depuis universellement suivi. En 1885, Volkmann a conseillé, au contraire, de revenir à la section à ciel ouvert.

On peut maintenant la pratiquer en toute sécurité.

De cette façon, on sectionne mieux au point où l'on veut sectionner; on ménage mieux les parties profondes, et le danger n'est pas plus grand, grâce à l'antisepsie. Il faut donc faire une section à ciel ouvert.

2° En quel point faut-il opérer? Dans certains cas, un seul chef du sterno-mastoïdien est rétracté, le plus souvent le chef sternal; dans d'autres cas, au contraire, c'est le chef claviculaire qui est le plus atteint; souvent ils le sont tous deux. Ces deux portions du muscle sont séparées par un intervalle assez grand pour qu'il soit impossible de les couper par la même ouverture. Dans ce cas, il faut faire la section plus haut, sur le tronc commun aux deux faisceaux.

Faire la section à la partie supérieure, à un travers de doigt au-dessous de l'insertion du muscle à l'apophyse mastoïde : incision verticale de 2 centimètres, parallèle au muscle; deux écarteurs seront placés sur les bords. Le muscle sera divisé successivement de dehors en dedans, à moins qu'on ne puisse le charger sur une sonde cannelée. S'il y a encore quelques brides, on les divisera, et ensuite on redressera la tête. Pansement avec réunion immédiate.

Puis, pour maintenir le résultat, on appliquera un petit collier composé d'un faux-col de carton capitonné de ouate. On placera en outre l'*appareil de Sayre modifié par Kirmisson*, pour faire une traction continue de la tête sur le tronc à l'aide d'un tube de caoutchouc. Une bandelette de diachylon placée autour de la tête fixe un tube de caoutchouc, qui, d'autre part, est fixé à la poitrine par une bandelette semblable.

Dans cette opération, on doit, condition du succès, chercher et obtenir la réunion par première intention.

Torticolis par contracture. — I. TRAITEMENT MÉDICAL. — Il est justiciable de moyens médicaux, tels que les révulsifs locaux et les antispasmodiques généraux.

II. TRAITEMENT CHIRURGICAL. — Quelquefois, le chirurgien est obligé d'intervenir, en sectionnant le nerf spinal.

Torticolis intermittent. — Incision sur le bord postérieur du sterno-cléido-mastoïdien, entre deux lignes horizontales tirées par l'angle de la mâchoire inférieur et le bord supérieur du cartilage thyroïde. On écarte le muscle, après l'avoir mis à nu, et le nerf se montre sous la forme d'une corde très appréciable, entre son point d'émergence hors de la loge parotidienne et son entrée dans le muscle sterno-cléido-mastoïdien.

Kirmisson.

Torticolis osseux. — La guérison par ankylose est possible : c'est elle qu'on doit s'efforcer de produire par l'immobilisation. Avant d'immobiliser la tête, il faut la remettre dans sa situation normale. Les tentatives de réduction doivent être faites avec les plus grandes précautions, surtout quand il existe déjà une subluxation des vertèbres. Dans ce dernier cas, la réduction lente et progressive, au moyen des appareils, doit être seule employée. La contention est maintenue, à l'aide d'un appareil plâtré immobilisant le cou et prenant son point d'appui, d'une part sur la région occipito-frontale, d'autre part sur les épaules et le thorax.

Torticolis musculaire. — On tend à abandonner la section sous-cutanée et à revenir à la section à ciel ouvert : on sectionne couche par couche les tissus, en allant des parties superficielles vers les parties profondes, on a l'avantage de voir ce que l'on fait et de pouvoir couper toutes les brides qui mettraient obstacle au redressement.

Lorsque la section tendineuse est faite, on applique, immédiatement après l'opération, un appareil destiné à maintenir la réduction. Les appareils usuels, connus sous le nom de *colliers*, de *minerves*, sont fort compliqués et coûtent cher. Il faut les laisser de côté, et se servir d'un bandage plus simple dérivé de celui employé par Sayre. On prend un point d'appui sur la tête d'une part, sur le thorax d'autre part, à l'aide de deux bandes de diachylon enroulées autour de la poitrine et de l'extrémité céphalique ; puis on rapproche ces deux bandes l'une de l'autre à l'aide d'un tube de caoutchouc qui maintient la tête inclinée sur l'épaule gauche, c'est-à-dire du côté opposé à la difformité.

E. Barié.

Torticolis musculaire. — Le torticolis musculaire est le plus souvent d'origine rhumatismale et résulte d'un coup de froid: dans ce cas il est transitoire. D'autres fois, il est permanent et reconnaît pour cause une contracture ou rétraction des muscles; c'est ce qu'on observe dans le cours de certaines névroses, et principalement dans l'hystérie.

Quelle que que soit d'ailleurs son origine première, le massage rend les plus grands services.

Le torticolis cède assez rapidement, surtout dans le premier cas, aux manipulations du massage, exercées sur le sterno-cléido-mastoïdien et sur la partie supérieure du trapèze.

Torticolis non musculaire. — C'est celui qui succède à des affections osseuses ou articulaires, ou encore à des brides ou à des cicatrices cutanées. Le massage employé exclusivement ne peut donner de résultats définitifs; toutefois il peut produire encore des effets excellents, si on le combine à d'autres agents de traitement : électrisation, mouvements méthodiques, appareils de redressement, etc.

TRACHÉOTOMIE.

Péan.

A l'époque où j'ai fait construire la canule à trachéotomie avec mandrin par Mathieu père, les chirurgiens pratiquaient la trachéotomie de deux façons différentes.

Les uns, comme Trousseau, allaient, dans un premier temps, à la recherche de la trachée, en incisant successivement les diverses couches qui la recouvrent et liaient, à mesure qu'ils se présentaient, les vaisseaux.

Les autres, comme Maisonneuve, se servaient d'un instrument imitant l'aiguille coudée de Deschamps, et tranchant sur sa concavité ; ils ouvraient d'un seul coup la trachée et les parties molles.

Ce dernier procédé n'est guère applicable que chez les jeunes enfants. Chez l'adulte, le volume des vaisseaux prétrachéaux oblige à plus de ménagements et rend indispensable l'opération en deux temps. C'est, en effet, pour se mettre à l'abri des hémorragies que, de nos jours, la plupart des chirurgiens continuent à mettre à nu la trachée dans un premier temps et sectionnent successivement les diverses couches : quelques-uns, pour mieux éviter la perte de sang, ont même recours au thermocautère ou au galvanocautère. Après avoir constaté que ces instruments ne sont pas eux-mêmes assez sûrement hémostatiques, je les ai rejetés pour cette opération, comme pour toutes les autres ; j'ai continué à me servir du bistouri, en me contentant de faire le pincement temporaire des vaisseaux, méthode qui abrège la durée de l'opération et rend les ligatures inutiles.

Toujours à la même époque, le deuxième temps de l'opération se faisait de la façon suivante : la trachée et la partie inférieure du larynx, après avoir été mises à nu, étaient incisées avec le bistouri, puis l'incision était dilatée à l'aide d'une pince à trois branches, telles que celles de Trousseau, Verneuil, Laborde, assez largement pour qu'on puisse faire pénétrer entre leurs mors une double canule dans la trachée. Le placement de ces mors dilatateurs était facile, mais ils étaient métalliques, par conséquent rigides, et obturaient en partie la plaie laryngotrachéale, ce qui gênait considérablement l'introduction des canules.

C'est alors que j'eus l'idée de transformer la canule

interne en un mandrin conducteur et de disposer celui-ci de façon que son extrémité libre, taillée en coin, fût assez aiguë et assez mince pour passer aisément dans la plaie faite par le bistouri et pour la dilater progressivement jusqu'à son point de jonction avec la canule externe.

A ce niveau, son volume se rapproche assez de celui de cette dernière pour qu'ils puissent tous deux s'engager sans efforts et sans secousses dans la trachée. Afin que le mandrin conducteur ne pût empêcher le passage de l'air au cours de son introduction, j'eus soin de canaliser sa portion centrale aussi largement que possible, d'où le nom de *mandrin conducteur creux aérifère*, qui lui a été donné.

Pour faciliter l'introduction du mandrin et de la canule, on peut adapter au mandrin un manche, qui guide plus sûrement la canule et permet de mieux éviter l'inconvénient, assez fréquent et si grave, d'introduire celle-ci à côté de la trachée; ou bien on peut substituer à ce manche un autre mandrin d'un numéro supérieur ou inférieur, qui s'unit à lui en S.

Le calibre de ces mandrins diffère naturellement pour l'adulte, pour l'enfant, et même pour les différents sujets. Les mandrins réunis ont donc l'avantage de pouvoir être immédiatement utilisés l'un à la place de l'autre. Comme on le voit, grâce au pincement des vaisseaux, grâce à ce mandrin porte-canule, j'ai notablement simplifié la technique de la trachéotomie.

C'est ce qui explique pourquoi bon nombre de spécialistes l'ont adopté, dès qu'ils l'ont connu.

TRÉPANATION.

Lucas-Championnière.

Il faut connaître la situation et la direction de la scissure rolandique dans toute son étendue.

1° *Situation.* — Il faut déterminer d'abord son extrémité supérieure, puis chercher l'extrémité inférieure ou pied de la scissure de Rolando.

2° *Direction.* — Ces deux points connus, il suffira de les joindre l'un à l'autre. Pour cela, à partir de l'apophyse orbitaire externe, on tire une ligne horizontale longue de 7 centimètres; à l'extrémité postérieure de celle-ci, on élève une perpendiculaire de 3 centimètres de hauteur; l'extrémité supérieure de cette dernière se trouve vers l'extrémité inférieure ou pied de la scissure de Rolando.

C'est aux environs de la ligne rolandique ainsi déterminée que devront être pratiquées les applications de trépan, destinées à découvrir les centres moteurs de la face et des membres.

C'est en avant de cette ligne et sur ses deux tiers supérieurs que seront appliquées les couronnes de trépan, destinées à découvrir les centres moteurs communs aux membres supérieur et inférieur.

On trépanera vers le tiers moyen et en avant de la même ligne, pour atteindre le centre des mouvements isolés du membre supérieur.

On trépanera en avant d'elle et sur son tiers inférieur, pour découvrir le centre des mouvements de la partie inférieure de la face.

TRICHIASIS.

Panas.

A 2 ou 3 millimètres du bord libre de la paupière, on fait une incision, parallèle à ce bord, et comprenant la peau et les fibres de l'orbiculaire; on met ainsi à nu le cartilage tarse, dont on poursuit la dénudation d'une part jusqu'au bord libre de la paupière, d'autre part jusqu'à la partie supérieure de ce fibro-cartilage, c'est-à-dire jusqu'au ligament suspenseur de la paupière. C'est ce dernier ligament qui fournit le point d'intersection fixe des cils dans leur nouvelle situation.

Cette opération n'est applicable qu'à la paupière supérieure.

Pour la paupière inférieure, il est nécessaire de former un petit lambeau rectangulaire de peau, que l'on excise.

TUBERCULOSE CHIRURGICALE.

Verneuil.

Prescrire l'iodoforme *intus et extra*.

L'administrer à l'intérieur à la dose journalière de 5 centigrammes.

On maintient ainsi en bonne santé des tuberculeux qui ont eu des manifestations bacillaires.

Félix Guyon.

Tuberculose de la vessie. — La taille sus-pubienne donne d'excellents résultats, en permettant de

combattre directement les foyers tuberculeux, à l'aide
du grattage et du fer rouge. On peut ainsi détruire
les nodus, qui au début sont toujours situés superficiellement.

Cette intervention peut donc être considérée comme
palliative et même fournir des guérisons de longue
durée.

Lannelongue.

La lésion que produit le bacille tuberculeux étant
presque toujours localisée en une place déterminée
de l'organisme, il semble que c'est en ce lieu que
doit s'exercer avec le plus de succès toute action
médicatrice ; il semble aussi qu'on imiterait de tous
points le travail naturel de guérison, si on parvenait
à transformer en tissu fibreux, en tissu représen-
tant les cicatrices ou le processus curateur de presque
toutes les altérations organiques, le tissu morbide
composé d'éléments destinés à dégénérer, presque
toujours, et à devenir, dans l'immense majorité des
cas, des foyers d'infection pour les parties voisines
d'abord, pour les régions plus éloignées ensuite, pour
l'économie tout entière enfin.

En un mot, la *méthode sclérogène* a pour but de sclé-
roser le tissu tuberculeux, quel qu'en soit le siège : elle
cherche la condition qui soit la plus contraire à l'existence du bacille, puisque cet agent disparaît ou se
montre impuissant, lorsque celle-ci se trouve réalisée.

La *méthode sclérogène* consiste à faire pénétrer
l'agent thérapeutique, choisi pour des raisons spéciales, non point dans les fongosités, ni dans les
foyers tuberculeux, mais en dehors d'eux et autour
d'eux seulement, parce que la fonction bacillaire s'accomplit toujours excentriquement et que les tissus
normaux, formant la limite du foyer morbide, sont

comme une matrice élaborant sans cesse, sous l'incitation du bacille, les néoplasmes tuberculeux qui se propagent de la sorte de proche en proche et par continuité de tissu.

De là l'obligation de modifier avant tout la couche périphérique où se fait l'ensemencement ; mais il est aussi essentiel d'opérer la transformation du terrain conquis.

L'expérience enseigne que le chlorure de zinc produit une transformation fibroïde remarquable dans les tissus normaux des animaux. Or, on obtient les mêmes effets sur les tissus altérés, sur le tissu tuberculeux en particulier. Le médicament fixe, en les tuant, les éléments anatomiques; au point où il est déposé et même à une grande distance, il oblitère un certain nombre de capillaires et de petits vaisseaux; il provoque enfin une irritation inflammatoire des parois vésiculaires, qui rétrécit le calibre des artères et des veines dans une étendue notable, parfois éloignée du point initial.

Mais il se produit en même temps une modification locale d'une importance bien autrement grande. Très rapidement, presque en quelques heures, il se fait, au sein des tissus altérés, par diapédèse et probablement aussi par prolifération cellulaire, un afflux énorme de nouveaux éléments anatomiques.

Ces cellules empâtent la périphérie des fongosités, comme elles infiltrent dans de fortes proportions le néoplasme tuberculeux.

Dès ce moment, la lutte s'établit entre les éléments amoncelés et le bacille, particulièrement entre les cellules migratrices et cet agent, en vue de l'absorber et de le détruire.

Le principe de la méthode est d'agir sur la zone des tissus la plus voisine des fongosités et des néoplasmes tuberculeux, c'est-à-dire sur les parties qui

contiennent les vaisseaux alimentant les tissus tuberculeux.

Il est facile dans la plupart des articulations, et possible dans presque toutes, de créer le tissu inodulaire
dur et compact à la surface et dans les fongosités.
Pour cela, il convient de porter le médicament à la
limite des fongosités et de l'y déposer à la dose voulue,
en établissant un certain nombre de points de contact;
grâce à ses propriétés diffusibles, les effets ne tardent
pas à se montrer bien au delà du lieu de son application.

Sauf quelques cas exceptionnels, ne se servir
guère que de solution à 1/10e; en déposer de II à
III gouttes sur un point déterminé; l'opération est
répétée plusieurs fois, soit par la même piqûre, en
dirigeant autrement l'aiguille, soit en faisant plusieurs
piqûres. On arrive, en une séance, à déposer ainsi de
VI, VIII, X à XV ou XX gouttes dans une région articulaire. Chaque région de la synoviale malade doit
être considérée à part, être traitée isolément.

1o On évitera d'injecter la solution dans la cavité
articulaire.

2o Les injections auront lieu dans les régions d'où
les synoviales tirent leurs vaisseaux, c'est-à-dire, avant
tout, sur les os au niveau des culs-de-sac, là où se
trouvent ordinairement les vaisseaux articulaires et
aussi ceux qui viennent des épiphyses; puis on injec-
tera les fongosités, le long des gros ligaments qui alimentent encore les régions voisines des synoviales.

3o On ne doit pas se préoccuper des artérioles; on
a pu traverser la radiale, l'artère tibiale postérieure
derrière la malléole interne, sans qu'il en soit résulté
un inconvénient quelconque. Cependant, il vaut mieux
éviter ces vaisseaux ainsi que les nerfs qui peuvent
les accompagner.

4o On se gardera de faire les injections immédiatement sous la peau et l'on se rappellera que les synoviales sont, dans toutes les régions, séparées des couches sous-cutanées par un plan aponévrotique au moins. Lorsque les fongosités se rapprocheront des téguments, on déposera le liquide dans les couches les plus superficielles des fongosités et, de préférence, au niveau des points réfléchis.

5º On a essayé successivement les solutions à 1/40º, à 1/20º, à 1/15º et à 1/10º; il est préférable d'employer les solutions à 1/10º pour les fongosités articulaires. Avec cette solution, les effets sont plus prompts et plus étendus; la réaction locale est plus intense, mais elle n'aboutit pas à l'abcès. On n'obtient pas d'escarres dans les injections profondes; les escarres superficielles sont rares, minimes et de peu d'importance; on doit cependant chercher à les éviter.

J'ai injecté II ou III gouttes d'une solution à 1/40º dans les poumons et je conseille la solution à 1/20º autour de l'épididyme ou dans les doigts du spina ventosa. Les solutions à 1/10º conviennent aux tuberculoses costales, iliaques, etc., de même qu'aux adénites tuberculeuses.

Cette dernière variété de tuberculose, traitée par le chlorure de zinc, donne des résultats différents, suivant l'état anatomique des lésions. Lorsqu'on se trouve en présence de ganglions tuberculeux hypertrophiés, sans foyers caséeux, les injections à la périphérie des ganglions et à la surface de ces organes paraissent amener une modification assez prompte; mais je ne puis en juger encore que par deux cas : le ganglion contracte des adhérences avec les parties voisines et diminue insensiblement de volume, une fois la réaction passée.

Au contraire, si les ganglions sont le siège de foyers caséeux, d'amas disséminés, le traitement provoque une irritation qui conduit à un abcès. Enfin, les abcès tuberculeux ganglionnaires seront traités, comme les abcès des parties molles par un lavage abondant à l'eau stérilisée et les injections périphériques.

6° Il vaut mieux n'injecter que de petites quantités à la fois : II gouttes par exemple, et multiplier les surfaces de contact.

7° La méthode sclérogène paraît devoir être essayée dans certaines arthrites autres que les synoviales tuberculeuses, les arthrites sèches, par exemple. J'y ai eu recours pour une malade atteinte de cancroïde de la face; le résultat immédiat fut frappant mais la récidive a été prompte. La méthode étant inoffensive, on pourrait peut-être l'employer, à titre d'essai, dans le sarcome du sein.

8° Il va de soi qu'avant d'appliquer la méthode, on doit redresser les membres et veiller à leur conserver une bonne attitude pendant la période de réaction. Pour aider le dégorgement des parties, faire de la compression ouatée, c'est-à-dire élastique, deux ou trois jours après les injections.

9° Si l'on s'apercevait, après un certain temps d'observation, que la transformation est incomplète, ou même s'il survenait plus tard une récidive, on a toute facilité pour recourir à de nouvelles injections.

Le Dentu.

Tuberculoses du pied. — Dans un cas, j'ai remplacé l'extrémité inférieure du tibia par un fragment d'os de veau décalcifié; un os nouveau et solide se produisit permettant une bonne marche.

Dans un autre cas, j'ai fait l'extirpation totale du calcanéum, de l'astragale, du scaphoïde et l'abrasion du cuboïde et des cunéiformes, et j'ai mis en place deux gros fragments d'os décalcifié dans la direction normale du calcanéum. Après quatre mois, la plaie était fermée et la malade pouvait marcher.

De Saint-Germain.

Tuberculoses osseuses et articulaires. — Les résultats généraux obtenus par la *méthode sclérogène* sont très bons, mais la guérison; complète en apparence, est moins fréquente qu'on ne le pensait au début, et est assez souvent suivie de rechutes et de récidives.

Tout d'abord, l'état général des malades est considérablement amélioré par le traitement. Dès le début, la douleur disparaît dans la majorité des cas, même lorsqu'ils sont peu favorables; le malade ne souffrant plus se nourrit et dort mieux; aussi l'embonpoint, la bonne humeur, les couleurs reviennent-ils rapidement et la plupart des enfants étonnent absolument par leur apparence de santé florissante.

On n'a observé ni fièvre, ni autre accident viscéral quelconque à la suite des injections. La douleur provoquée par les injections est toujours très vive, de durée variable, le plus souvent cinq ou six heures, parfois douze ou même vingt-quatre heures. De tous les effets locaux, le premier, le plus constant, est la disparition ou la diminution considérable des phénomènes douloureux, autant de la douleur spontanée que de la douleur à la pression, et ceci à un degré presque identique, dans les cas qui tendent à la guérison et dans ceux qui restent stationnaires après une certaine amélioration, dans les arthrites suppurées et dans les tuberculoses fermées.

Ensuite, la réaction inflammatoire une fois passée, ce qui frappe, c'est une diminution durable ou passagère de la tuméfaction, et surtout un changement dans l'aspect de la peau qui devient pâle et mate.

Les articulations tuberculeuses qui ont subi le traitement sclérogène perdent leur aspect classique : plus de genou en bille d'ivoire, plus de peau luisante et tendue ; toutes les arthrites ou ostéites tuberculeuses aiguës ou subaiguës prennent une marche chronique et, même quand la guérison ne vient pas, elles gardent toujours l'aspect des arthrites en voie de guérison.

Quant à la guérison définitive, il n'a pas été remarqué qu'elle fut plus fréquente dans les tuberculoses non suppurées que dans les tuberculoses suppurées.

La question des récidives est très difficile à juger, car on voit celles-ci se produire quelquefois après un an de guérison apparente.

Ce qui peut faire considérer les meilleures guérisons comme susceptibles de rechutes, c'est que deux symptômes morbides sont souvent notés dans les jointures considérées comme guéries :

La sensibilité légère à la pression forte — ce qui n'est pas toujours facile à apprécier chez les enfants inquiets, — et la différence de température locale.

Il ne faut jamais manquer d'apprécier la température d'une jointure anormale ; ce symptôme, si souvent négligé, a une grande valeur : « Toute jointure chaude est une jointure malade. »

L'élévation de la température va en diminuant en même temps que l'arthrite guérie, mais elle ne devient presque jamais tout à fait normale, c'est ce qui peut laisser quelques craintes pour les enfants guéris. Cependant, en voyant le bon état général et la disparition des autres symptômes locaux, on peut se demander si cette légère différence de la température ne tient pas à une vasculation périphérique plus grande ou à un mode particulier de nutrition des tissus dans les jointures guéries.

Malgré ces réserves, l'amélioration est la règle, et, quand elle ne conduit pas à la guérison, elle permet d'attendre, de laisser grandir l'enfant jusqu'au moment favorable pour la résection, puisque, sous l'influence des injections, les arthrites à marche rapide ou graves se transforment en arthrites à marche lente ou complètement stationnaires.

Ozenne.

Tuberculose primitive des organes génitaux de l'homme. — Prescrire des injections de chlorure de zinc à 1/10° (méthode sclérogène de Lannelongue).

I. MANUEL OPÉRATOIRE. — Pratiquer autour des points malades, en quatre séances, sept de ces injections, composées chacune de II gouttes de liquide. Trois d'entre elles sont faites en avant, entre le testicule et l'épididyme; deux autres en arrière, sur une ligne correspondante, et les deux dernières, sur le trajet du cordon. A la suite de la première séance, dans laquelle une seule injection a lieu, le malade éprouve quelques souffrances; les autres ne sont suivies que d'une sensation douloureuse très supportable, grâce à une injection préalable de morphine.

Pendant une quinzaine de jours, il ne se produit aucun changement physique dans l'aspect de la tuméfaction épididymo-déférentielle.

Dans les deux semaines qui suivent, on note une diminution de l'empâtement du cordon et un affaissement de la masse épididymaire.

En résumé, un mois après le début du traitement, l'amélioration est manifeste.

II. INDICATIONS. — En somme, l'emploi de la méthode sclérogène peut donner de bons résultats dans les cas suivants :

1º Contre la tuberculose du testicule et de l'épididyme ;

2º Contre la tuberculose du testicule, de l'épididyme et du canal déférent ;

3º Contre la tuberculose de la prostate et des vésicules séminales.

TUMEURS.

Le Dentu.

Tumeurs kystiques. — Prescrire des injections de chlorure de zinc en deliquium, II à XX gouttes, poussées dans le kyste.

TUMEURS NASO-PHARYNGIENNES.

Quenu.

1º Les opérations préliminaires, ligature ou trachéotomie, sont inutiles dans les résections des maxillaires supérieurs ou dans l'hémisection du maxillaire inférieur.

2º La ligature des deux carotides externes semble une opération rationnelle avant l'ablation de certains polypes naso-pharyngiens, dont on a reconnu la vascularité ; cela au point de vue de l'hémostase.

3º La trachéotomie préventive paraît indiquée dans certains cas de tumeurs naso-pharyngiennes ou de tumeurs du voile du palais s'accompagnant de troubles respiratoires pendant le sommeil.

4º La trachéotomie préventive est très recommandable, associée à la ligature de la carotide externe, dans les opérations pour cancers étendus de la langue et du plancher de la bouche, non afin de sauvegarder la respiration pendant l'acte opératoire, mais pour isoler les voies pulmonaires d'un foyer de contamination.

TUMEURS DES OS.

Lannelongue.

Tumeurs vasculaires des os du crâne en communication avec la circulation veineuse intracrânienne. — S'abstenir de toute intervention chirurgicale.

Le traitement devra être palliatif.

Se borner à faire porter au malade une plaque protectrice; lui conseiller en outre d'éviter les efforts et les positions de la tête, dans lesquelles la tumeur tend à augmenter.

Dans les cas traumatiques, essayer, par une compression douce, de s'opposer à l'accroissement de la tumeur.

Lorsque les angiomes congénitaux présentent un grand volume et une marche progressive, en pratiquer l'extirpation.

TUMEURS DU REIN.

Quenu.

Tumeurs malignes. — L'extirpation précoce s'impose, et cela avec d'autant plus de force que la marche de l'affection s'est annoncée comme plus lente.

Comme procédé opératoire, extirpation transpéritonéale, qui permet de voir clairement l'état de l'organe, de faire largement les choses, et au besoin d'extirper les ganglions lombaires.

L'incision latérale n'offre aucun avantage sur l'incision médiane.

TUMEURS DU SEIN.

Tillaux.

L'intervention chirurgicale est toujours indiquée.

Avec le temps, les tumeurs du sein augmentent de volume.

On peut tenter la compression, seulement contre un noyau de mammite.

Autrement, point de temporisation.

Kirmisson.

Tumeurs malignes. — L'opération doit être faite avec le bistouri.

Toutes les précautions antiseptiques prises, la région axillaire rasée, le champ opératoire soigneusement lavé, le chirurgien circonscrit la tumeur dans une incision elliptique en forme de raquette plus ou moins allongée dont la queue se trouvera avantageusement dirigée jusque dans l'aisselle suivant le bord inférieur du grand pectoral.

L'incision de la peau terminée, on dissèque la glande mammaire, qu'il faut sans hésiter et toujours enlever dans sa totalité, en ayant soin de ne pas laisser ces lobules erratiques de la glande, siège fréquent de récidives locales; la tumeur, isolée de ses connexions avec la peau, sera de même séparée, attentivement du muscle pectoral, que l'on ne craindra pas d'entamer superficiellement pour ne pas laisser les débris de son aponévrose, souvent envahie.

Enfin l'opération sera terminée par un curage attentif du creux axillaire, curage opéré bien plutôt par dissection que par énucléation.

TUMEURS URINEUSES.

Duplay.

Inciser largement la poche avec le thermocautère et favoriser le bourgeonnement et la cicatrisation de la cavité par des cautérisations répétées de temps à autre.

TUMEURS DE LA VESSIE.

Félix Guyon.

Tumeurs douloureuses de la vessie. — Il est impossible d'enlever la totalité de la tumeur, qui le plus souvent siège sur le bas-fond vésical.

L'enlèvement partiel suffit à calmer des symptômes graves : hématurie et douleur.

Chez l'homme, choisir la voie hypogastrique; chez la femme, la voie vaginale.

Les résultats satisfaisants démontrent que la suppression de la vessie, au point de vue fonctionnel, est capable d'exercer une action immédiate sur la douleur et l'hématurie.

Bazy.

Toute tumeur peut être opérée; un grand nombre de tumeurs doivent être opérées.

I. INDICATIONS. — Les indications sont : la douleur, les envies fréquentes d'uriner, les hématuries, la rétention d'urine.

II. MANUEL OPÉRATOIRE. — Pour l'opération, la voie hypogastrique est la meilleure.

Quant au mode opératoire, on doit donner la préférence à l'exérèse totale de la tumeur au bistouri, et cette exérèse peut s'étendre à tous les points des parois vésicales.

Quel que soit le siège du néoplasme, il n'est pas nécessaire de toucher à la ceinture osseuse du bassin, pas plus qu'on ne le fait dans les laparotomies pour lésions des annexes ou dans les hystérectomies. C'est une complication opératoire inutile et dangereuse : la section de l'un ou des deux muscles droits suffit toujours.

L'inversion est quelquefois utile. La suture des bords de la perte de substance résultant de l'ablation du néoplasme doit être faite autant que possible; mais la rapidité de l'opération et le siège urétéral de la perte de substance nécessitent parfois une suture incomplète. Il pourra être utile, pour la rapidité et la sécurité de l'opération, de laisser des pinces à demeure et de faire le tamponnement de la vessie.

La suture de la vessie est recommandable toutes les fois qu'elle peut être faite.

ULCÈRES.

Bouilly.

Faire des lotions d'eau très chaude. Deux ou trois fois par jour, plonger le membre dans un bain dont on élèvera progressivement la température jusqu'à 50 ou 55°.

Dans les régions où les bains locaux sont inapplicables, mettre des compresses de tarlatane imbibée d'eau à 50 ou 55°, pendant au moins un quart d'heure.

Appliquer sur les parties une bande élastique.

URANOPLASTIE.

Lannelongue.

Si les fissures sont très larges, et si le bord inférieur de la cloison fait une saillie marquée, la muqueuse du bord libre de la cloison présentant une épaisseur considérable, dessiner un lambeau quadrangulaire aux dépens de cette muqueuse, le mobiliser avec le périoste correspondant, l'abaisser et le maintenir appliqué contre le bord externe de la fente palatine préalablement avivée par quelques points de suture.

URÉTRITE.

Horteloup.

Urétrite chronique. — Au point de vue clinique, il faut distinguer deux formes dans l'urétrite chronique.

1° La forme catarrhale : urines troubles, mucilagineuses, avec filaments.

2° La forme sèche, urines claires avec petits débris d'épithélium, c'est-à-dire lésions beaucoup plus limitées, consistant en plaques granuleuses circonscrites et infiltrats intra-muqueux.

Enfin, à côté de ces deux formes, reconnaissables aux troubles de l'urine (expérience classique des deux verres), il y a les infiltrats profonds, qui ne sont signalés que par des troubles de miction.

Quel est le traitement qu'il faut employer ? c'est chose délicate et difficile.

I. TRAITEMENT PRÉPARATOIRE. — La première

chose à faire est de tâter d'abord son malade, de faire un traitement préparatoire, dont les prescriptions d'hygiène et quelques diurétiques formeront la base.

II. TRAITEMENT CHIRURGICAL. — S'assurer s'il y a un rétrécissement, et, s'il y en a un, s'en débarrasser; on aura tout avantage, si la dilatation ne suffit pas, à employer l'urétrotome à lame mousse.

Le rétrécissement détruit, s'attaquer à l'écoulement.

On aura d'abord recours aux injections (injections de Ricord; injections de permanganate de zinc ou de nitrate d'argent) :

> Nº 1. Permanganate de zinc .. 5 centigr.
> Eau distillée .... 250 gr.

> Nº 2. Nitrate d'argent .... 5 centigr.
> Eau distillée........ 30 gr.

Elles modifieront heureusement la suppuration du canal, si bien que l'on se trouvera devant la seconde forme d'urétrite, urines claires avec quelques filaments brisés, pas d'écoulement, c'est-à-dire foyers circonscrits.

Pour détruire ceux-ci, les instillations, surtout lorsqu'elles sont accompagnées de l'usage de l'urétroscope, les attouchements avec une solution de nitrate d'argent donnent de bons résultats.

Pour l'urétrite postérieure, les instillations faites avec soin sont encore la méthode de choix.

III. TRAITEMENT GÉNÉRAL. — Hydrothérapie, cure hydro-minérale.

VARICES.

Lucas Championnière.

Pratiquer des ligatures multiples des veines.

Felizet.

Préférer à l'opération de Cerné la ligature et la résection de la veine, l'incision circonférencielle proposée par Dolbeau. Cette dernière opération supprime la pression sanguine au niveau de l'ulcère, le libère sur toute son étendue, et exerce, par l'émission sanguine qu'elle produit, une action heureuse sur le phlegmon diffus qui entretient l'ulcération, alors que la résection des veines ne répond qu'à la première de ces indications.

Il ne faut pas appliquer le mot de *cure radicale* au traitement des ulcères; malgré ses succès, on ne peut pas espérer les guérir radicalement, car derrière eux il y a les diathèses, l'alcoolisme et l'arthritisme, qui les entretiennent.

Reynier.

Pratiquer la résection de la veine.

Brocq.

La poudre d'aristol rend des services réels comme cicatrisant.

La poudre d'aristol n'a pas d'odeur, ne parait pas causer de phénomènes d'intoxication générale, et, en cela, elle parait supérieure à l'iodoforme. Son application n'est pas douloureuse.

Une application topique d'aristol, combinée avec le repos absolu du membre, permet d'obtenir la cicatrisation en vingt-cinq ou trente jours.

Quenu.

Ulcères variqueux. — Il ne faut pas exagérer le rôle de l'arthritisme et de l'alcoolisme.

Il y a plusieurs catégories d'ulcères répondant à telle ou telle indication, et souvent des pansements simples suffisent pour les guérir.

Appliquer directement sur l'*ulcère variqueux* et sur les parties environnantes, des compresses de tarlatane ou de toile, trempées dans la solution suivante, puis fortement exprimées :

Sulfate de cuivre .... 100 gr.
Eau........................ 1 litre.

Faire dissoudre.

Recouvrir le tout d'un morceau de taffetas gommé, de façon à produire l'occlusion et maintenir le tout à l'aide d'une bande de toile.

Renouveler le pansement tous les trois jours, sans toucher chaque fois à la plaie, pour ne pas enlever l'épiderme nouvellement formé.

Repos au lit.

Quinquaud.

Plaies variqueuses des membres inférieurs. — Employer l'aristol. L'ulcère se cicatrise complètement ou au moins une poussée favorable de bourgeons charnus est provoquée.

VARICOCÈLE.

Tillaux.

Pratiquer une incision sur toute la hauteur du cordon, sans ouvrir la tunique vaginale. Arriver avec précaution sur le paquet veineux. Chercher le canal déférent et l'artère déférentielle, les isoler. Isoler les veines en un ou plusieurs faisceaux, sans oublier le groupe postérieur, situé en arrière du canal déférent.

Passer un double fil de catgut en arrière de chaque faisceau. Faire deux ligatures, à quelques centimètres l'une de l'autre et réséquer la portion intermédiaire.

Laver, drainer et suturer.

Duplay.

On a le choix entre trois procédés. On agit tantôt sur le scrotum seul, tantôt sur les veines et le scrotum simultanément, tantôt sur les veines seules.

1° *Procédé agissant sur le scrotum seul.* — La résection d'un large pli portant sur le scrotum seul, de façon à le rétrécir, à l'appliquer comme un suspensoir naturel sur les veines variqueuses, est aujourd'hui très en faveur. Je suis, en général, peu partisan de cette opération.

2° *Procédé agissant sur les veines et le scrotum.* — La résection du scrotum et d'une partie des veines variqueuses, faite au moyen du clamp d'Horteloup, convient surtout aux varicocèles énormes avec scrotum très pendant, très flaccide.

3° *Procédé agissant sur les veines seules.* — Cette méthode n'offre plus aucun danger, grâce à l'antisepsie.

Après avoir mis les veines à nu par une incision, il faut isoler chaque paquet sur une étendue de 3 à 4 centimètres, mettre deux ligatures et exciser le segment ainsi compris entre les deux ligatures. Éviter de comprendre dans les ligatures le canal déférent. Éviter aussi, et la chose est plus délicate, d'y comprendre l'artère spermatique. Celle-ci a été souvent sectionnée et cette section entraîne presque toujours l'atrophie du testicule.

Pour un chirurgien peu habitué à cette opération, le plus prudent serait d'employer le procédé de Rigaud (de Strasbourg). On met à nu les veines et on les dénude, puis on les soulève et on les isole sur des languettes de gaze iodoformée. On panse à plat sans réunir. En trois ou quatre jours, les veines s'oblitèrent, se flétrissent. L'artère spermatique, au contraire, résiste, alors même qu'elle aurait été isolée. Cette méthode est moins brillante, elle ne permet pas la réunion par première intention, mais elle est beaucoup plus sûre, dès qu'on n'est pas bien certain de reconnaître et respecter l'artère spermatique.

L. Picqué.

Depuis l'antisepsie, on discute plus heureusement les nombreux procédés opératoires naguère en honneur dans le traitement du varicocèle.

Il convient d'avoir recours, chaque fois que l'intervention chirurgicale est indiquée, à l'excision à ciel ouvert du paquet variqueux, suivie, selon les cas, de la résection d'une partie plus ou moins étendue du scrotum.

Cette opération, si redoutée jadis, est devenue une des opérations les plus simples et les plus bénignes de la chirurgie, et l'on peut dire que, grâce à son innocuité, les indications de l'intervention opératoire dans le varicocèle ont augmenté notablement.

Un point intéressant du manuel opératoire : c'est la recherche de l'artère spermatique. On a insisté

sur la difficulté de trouver cette artère au milieu
du paquet variqueux. Il est en effet souvent difficile de la séparer des veines qui l'entourent et forment
autour d'elle un plexus plus ou moins riche. Quelquefois, il est impossible de la reconnaître, en raison
de l'artérialisation des veines qui composent le plexus
variqueux.

Et d'abord, une question se pose.

Le sacrifice de l'artère spermatique a-t-il pour conséquence fatale l'atrophie du testicule? On le croyait
autrefois, et cette crainte, en apparence légitime,
retenait la main du chirurgien. Or, la section de l'artère spermatique n'a pas eu, dans l'immense majorité
des cas, le résultat tant redouté de l'atrophie de la
glande.

La richesse des anastomoses artérielles suffit, d'ailleurs, pour expliquer ce résultat contraire aux prévi-
sions théoriques.

Il faut se contenter, dans tous les cas où la recherche de l'artère spermatique est infructueuse,
d'isoler purement et simplement le paquet variqueux,
avant de le lier.

La dissection prolongée des paquets variqueux
n'est, d'ailleurs, pas sans inconvénient : il faut préférer à cette dissection longue et laborieuse, une ligature en bloc.

On arrive, en somme, à cette conviction que cette
recherche de l'artère n'est pas sans inconvénient en
raison des manœuvres prolongées auxquelles elle
donne lieu et que, de plus, son utilité, au point de vue
de l'atrophie ultérieure, est pour le moins contestable.

Le procédé suivant semble recommandable par son
extrême simplicité :

Incision cutanée, perpendiculaire à la direction du
cordon ; cette incision paraît préférable à l'incision
longitudinale, en ce qu'elle permet la résection du

scrotum, qui constitue un temps complémentaire toujours utile.

Isolement du cordon, incision de la gaine dans une très petite étendue. Le paquet variqueux fait hernie à travers les lèvres de la solution de continuité. A ce moment, que le faisceau veineux soit antérieur ou postérieur il est nécessaire de s'assurer de la situation du canal déférent. Dès que cette recherche est faite, on passe un fil de catgut fort sous le paquet veineux et on l'étreint fortement.

Ce premier fil doit être placé à la limite supérieure du paquet. Il est commode d'appliquer la deuxième ligature, comme le fait M. Périer : le premier fil doit être long, de façon que ses deux chefs, une fois la ligature faite, présentent une étendue suffisante. Dans ces conditions, il faut examiner la hernie du paquet veineux, de façon à lui faire décrire une anse et à découvrir ainsi le point inférieur sur lequel devra porter la deuxième ligature.

Il suffira alors de ramener les deux chefs du premier fil autour de ce point, qu'on étreindra ainsi entre ce deuxième nœud et le nœud précédent.

Il ne reste plus, dès lors, qu'à pratiquer la résection de l'anse veineuse ainsi produite. La gaine sera ou ne sera pas suturée. La suture de la peau se fera par les procédés ordinaires.

Ce procédé se distingue par sa grande simplicité. Il réduit au minimum le traumatisme opératoire. Au bout de quatre ou cinq jours, le malade peut se lever sans inconvénient.

FIN

TABLE DES AUTEURS.

Bouchard.

Bouilly.

Brocq.

Brun.

Budin.

Championnière (Lucas).

Chaput.

Chevallereau.

Debove.

Farabeuf.

Félizet.

Galezowski.

Gingeot.

Guyon (Félix).

Horteloup.

Kirmisson.

Monod.

Nélaton.

Nicaise.

Ozenne.

Panas.

Paul (Constantin).

Potherat.

Pozzi.

Quenu.

Quinquaud.

Reclus (Paul).

Reynier.

Ricard.

Richelot.

Robin (Albert).

Routier.

Saint-Germain (de).

Schwartz.

Sée (Marc).

Segond (Paul).

Terrier (Félix).

Terrillon.

Tillaux.

Trousseau (A.).

Tuffier.

Valude.

Verneuil.

TABLE DES MATIÈRES.

LEFERT. Chirurgie.

18

ANGERS, IMP. BURDIN ET Cie, 4, RUE GARNIER.

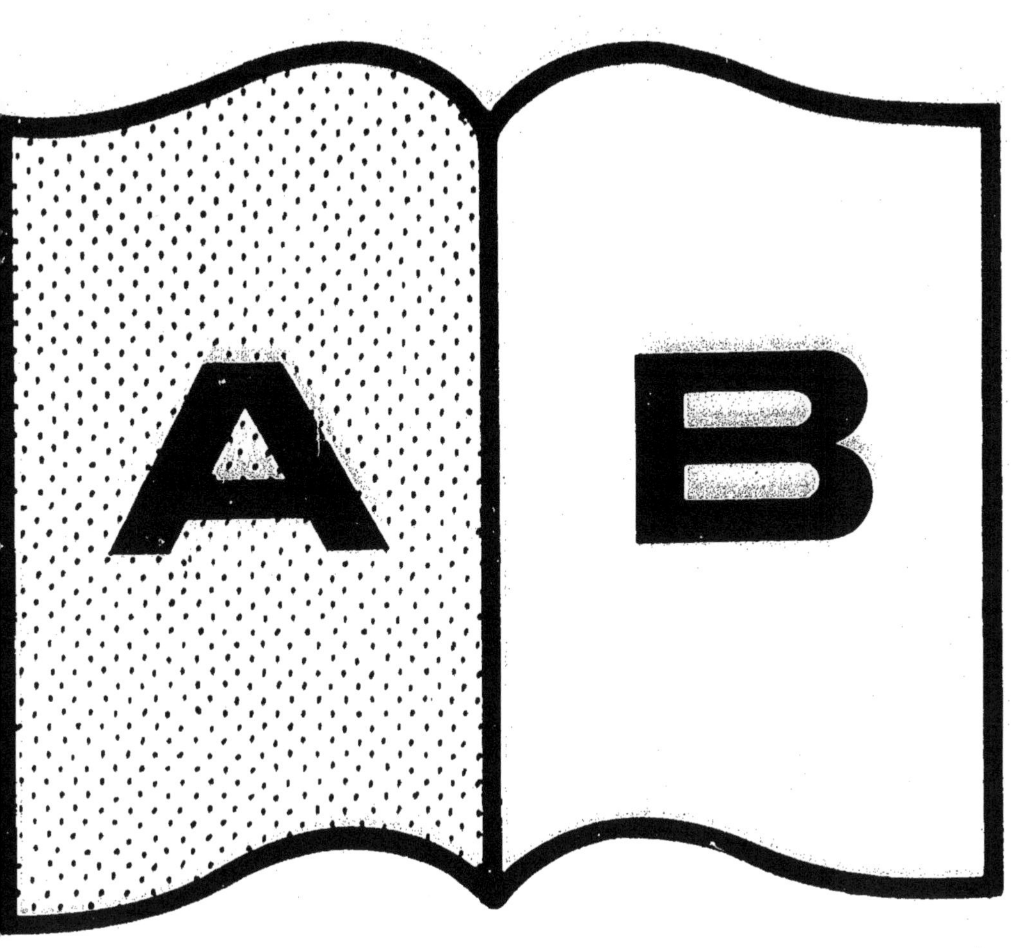
A
B

www.ingramcontent.com/pod-product-compliance
Ingram Content Group UK Ltd.
Pitfield, Milton Keynes, MK11 3LW, UK
UKHW021011140726
13695UKWH00001B/191